“十二五”普通高等教育本科国家级规划教材配套用书

医学细胞生物学实验教程

Yixue Xibao Shengwuxue Shiyan Jiaocheng

（第3版）

主　编　朱海英

编　者（以姓氏笔画为序）

于　兵　海军军医大学

王敏君　海军军医大学

朱海英　海军军医大学

刘　萍　贵州医科大学

李霄霞　青岛大学

陈　费　海军军医大学

胡劲松　西安交通大学

高芙蓉　同济大学

中国教育出版传媒集团

高等教育出版社·北京

内容简介

本书以细胞生物学相关实验技术为主线，结合高等医学院校人才培养的需要，着重于学生基本知识、基本技能的训练目标，选取了显微镜的结构及使用，细胞的基本形态结构观察，细胞化学，细胞生理，细胞培养技术，细胞增殖、衰老和死亡，细胞遗传学，细胞工程共八章内容，含 38 个实验。在每章的前言部分对该领域所涉及的基本技术及当前的最新进展作了介绍，并在附录中对每个实验所涉及的试剂配制和实验材料的准备都作了具体说明，供实验准备用。书中数字课程资源包括教学 PPT、自测题、扩展知识和视频等，供教师和学生参考。

本书是高等医学院校各专业本科生及专科生学习医学细胞生物学的基本实验教材，也可供相关专业研究生、教师、科研人员、临床医生和药师使用。

图书在版编目（CIP）数据

医学细胞生物学实验教程 / 朱海英主编 . -- 3 版 . 北京：高等教育出版社，2025. 7. -- ISBN 978-7-04-064800-3

Ⅰ. R329.2-33

中国国家版本馆 CIP 数据核字第 2025K9120Z 号

策划编辑 瞿德竑　　责任编辑 瞿德竑　　封面设计 张　楠　　责任印制 高　峰

出版发行	高等教育出版社	网　　址	http://www.hep.edu.cn
社　　址	北京市西城区德外大街4号		http://www.hep.com.cn
邮政编码	100120	网上订购	http://www.hepmall.com.cn
印　　刷	北京汇林印务有限公司		http://www.hepmall.com
开　　本	787mm×1092mm　1/16		http://www.hepmall.cn
印　　张	9.5		
字　　数	230 千字	版　　次	2012 年 7 月第 1 版
插　　页	1		2025 年 7 月第 3 版
购书热线	010-58581118	印　　次	2025 年 7 月第 1 次印刷
咨询电话	400-810-0598	定　　价	28.00元

物 料 号　64800-00

新形态教材网 Abooks

数字课程（基础版）

医学细胞生物学实验教程

（第3版）

主编　朱海英

abooks.hep.com.cn/64800

使用方法：

1. 电脑或移动设备访问课程网站。
2. 注册并登录后，进入“个人中心”。
3. 刮开图书封底防伪码涂层，通过扫描二维码或手动输入20位密码，完成防伪码绑定。
4. 绑定成功后，即可开始本数字课程的学习。

如有使用问题，请点击页面下方的“疑问”按钮。

医学细胞生物学实验教程（第3版）数字课程编委会

前　言

本书是“十二五”普通高等教育本科国家级规划教材《医学细胞生物学》（第5版，朱海英主编，2023年出版）的配套实验教程。

海军军医大学（原第二军医大学）细胞生物学教研室在国内高等医学院校中最早开展医学细胞生物学实验课程的设计，其成果曾经获得全国教学改革成果奖（军队级）一等奖，教学中所使用的《医学细胞生物学实验指导》也是获奖项目之一。该实验体系曾经在国内50多所高等医学院校中进行推广，并培养了一大批细胞生物学实验课骨干教师。2012年，在原有实验指导内容的基础上，结合多年的教学实践，我们组织编写了《医学细胞生物学实验教程》的第1版。本次修订的第3版教材由海军军医大学、同济大学、西安交通大学、青岛大学、贵州医科大学长期从事医学细胞生物学一线教学的骨干教师共同编写。

根据教育部2018年1月发布的《普通高等学校本科专业类教学质量国家标准》的基本要求，结合我国医药院校“医学细胞生物学”课程的开设情况，以及本教材第1版和第2版在各院校中使用后的师生反馈意见，本次修订在维持原基本结构体系的基础上，着重对“显微镜的结构及使用”“细胞化学”“细胞生理”“细胞增殖、衰老和死亡”等章节的内容做了增删，特别增加了“培养细胞的迁移运动”“细胞周期特定时相同步化”“细胞衰老的诱导和检测”“细胞凋亡的检测”等实验。对文字和图片标注进行了修订，并增加了数字资源，主要通过教学PPT、自测题、扩展知识和视频，帮助学生更好地学习相关实验原理，进行规范的实验操作并获得满意的实验结果。

本教材以细胞生物学相关实验技术为主线，结合高等医学院校人才培养的需要，着重于学生基本知识、基本技能的训练目标，选取了显微镜的结构及使用，细胞的基本形态结构观察，细胞化学，细胞生理，细胞培养技术，细胞增殖、衰老和死亡，细胞遗传学，细胞工程共八章内容，含38个实验。在每章的导言部分对该领域所涉及的基本技术及当前的最新进展作了介绍，并在附录中对每个实验所涉及的试剂配制和实验材料的准备都作了具体说明，供实验准备用。

本书是高等医学院校各专业本科生及专科生学习医学细胞生物学的基本实验教材，也可供相关专业研究生、教师、科研人员及临床医生和药师使用。

朱海英

2025年3月

目 录

第一章　显微镜的结构及使用

显微镜（microscope）是将微小物体或物体的微细部分放大以便于观察的仪器或设备。由于细胞很小，因此对细胞形态的研究必须借助显微镜。从发明至今，显微镜的种类日渐丰富，性能逐步提升，为细胞形态结构及各种生理活动的观察和记录提供了不可或缺的工具。目前，根据显微镜的设计原理和性能大致可分为光学显微镜、电子显微镜和扫描探针显微镜等类别。

光学显微镜（light microscope，简称光镜）是光学元件和精密机械元件的组合。在细胞生物学研究中使用较多的是普通光学显微镜、荧光显微镜、相差显微镜、微分干涉相差显微镜、暗视野显微镜、激光扫描共聚焦显微镜、超高分辨率显微镜等。

普通光学显微镜是结构最简单但最常用的显微镜，可用于观察物体的显微结构。荧光显微镜（fluorescence microscope）的光源采用高压汞灯，利用其发射的光激发样品中的荧光物质产生荧光，根据荧光的有无或强弱来研究样品的成分和含量。激光扫描共聚焦显微镜（laser scanning confocal microscope）是在荧光显微镜的基础上加装激光光源和扫描检测装置，使用紫外光或可见光激发荧光探针，利用计算机进行图像处理，从而得到细胞或组织内部亚微结构的荧光图像，其操作简便，可观察活细胞，特别是能用来获得某些细胞结构的三维图像，包括细胞骨架系统的纤维、染色体及基因重排等。超高分辨率显微镜综合了多种超分辨分子成像技术，打破了光学显微镜分辨率的极限，将分辨率提升到纳米级水平。其原理是基于特殊强度分布照明光场的超分辨成像方法（如 STED），以及单分子成像和定位的方法（如 PALM 和 STORM）。利用超高分辨率显微镜可以清晰观察一个完整细胞内细胞器的分子结构、单个 DNA 和蛋白质分子及其复合物，并可追寻特定蛋白质分子在细胞内的运行轨迹等。

电子显微镜（electron microscope，简称电镜）利用电子束作为光源，大大提高了对物体的分辨率。目前较好的电子显微镜的分辨率为 0.07 ~ 0.2 nm，比光学显微镜的极限分辨率（一般认为是 200 nm）提高了几千倍。随着制造技术、计算机技术等的不断发展，电子显微镜得到了不断的改进，电子显微镜的种类明显增加，有透射电镜、扫描电镜、高压电镜、扫描透射电镜、分析电镜、扫描探针显微镜等。迄今为止，电子显微镜仍是进行细胞超微结构研究的最有力的武器。

扫描探针显微镜（scanning probe microscope）是一类显微镜的总称，包括十余种类型，如扫描隧道显微镜、原子力显微镜、扫描电容显微镜、扫描光子显微镜、扫描热显微镜、扫描离子显微镜、扫描声学显微镜、摩擦力显微镜、分子测深显微镜等。目前，在生物医学研究中得到广泛应用的是扫描隧道显微镜和原子力显微镜。扫描隧道显微镜是在 1982 年由两位德国科学家 Gerd Binning 和 Heinrich Rohrer 以量子力学中的隧道效应理论为基础研制而成的，它在表面垂直方向的分辨率达0.005 nm，将人类的观察力提高了近两个数量级，使人类第一次能随心所欲地操纵排列原子，从而促使了一门新的学科——纳米学的产生。扫描隧道显微镜和原子力显微镜是纳米科学与技术研究领域中十分重要的研究工具。

本章实验选取以下三部分内容：普通光学显微镜的结构及使用方法，电子显微镜的种类、工作原理和超薄切片技术，以及几种特殊显微镜的结构、原理及使用演示。通过这一系列实验的学习，使读者对细胞形态结构的研究技术有一总体认识，并对细胞生物学研究中常用的显微技术有一定了解。

实验 1　普通光学显微镜的结构及使用方法

【目的要求】

1. 掌握普通光学显微镜的主要结构及性能。

2. 掌握低倍镜和高倍镜的规范使用方法，反复练习，观察时保持两眼同时睁开和两手并用。

【实验用品】

1. 实验器具　光学显微镜、双层瓶（盛有二甲苯、香柏油）、拭镜纸。

2. 实验材料　“a”字装片、红绿羊毛装片、气泡装片。

【实验内容和方法】

一、光学显微镜的主要结构

光学显微镜的结构主要分为三部分，即机械部分、照明部分和光学部分（图 1–1–1）。

（一）机械部分

1. 镜座　是整个显微镜的基座。通常为马蹄形或长方形，用以支持整个镜体的平稳。有的显微镜在镜座内装有照明装置。

2. 镜柱　是镜座上方直立的部分，用以连接和支持镜臂。

3. 镜臂　是镜柱向上的弯曲部分，取用显微镜时握持的部位。有的显微镜在镜臂与镜柱之间有一活动关节，称为倾斜关节，可使镜筒向后倾斜，便于观察。

4. 镜筒　是连在镜臂前方的圆筒，一般筒长为160 mm。有的镜筒是固定不动的，有的镜筒可上下移动，在镜筒上端装有目镜，下端连接物镜转换器。

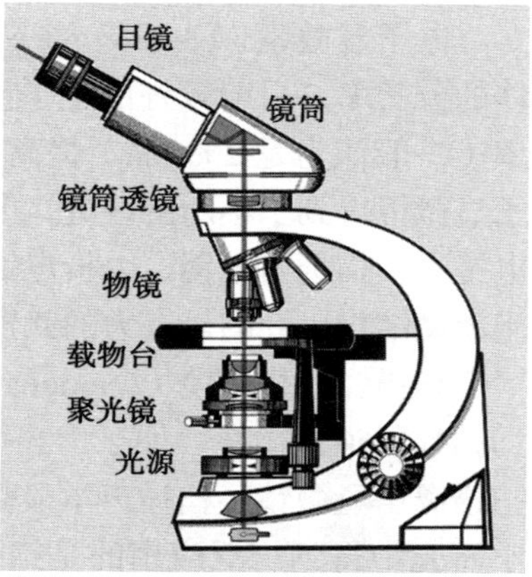

图 1–1–1　普通光学显微镜

5. 调节器　是装在镜臂或镜柱上的大小两种螺旋，

转动时可使镜筒或载物台上下移动，以调节物镜和标本之间的距离，即调节焦距。

粗调螺旋转动时上下移动范围较大，能迅速调节物镜与标本的距离，使物像呈现于视野中。

细调螺旋转动时升降幅度小，一般在用粗调螺旋调焦的基础上或在使用高倍镜时，用它作比较精确的调节，从而得到完全清晰的物像，并能观察标本不同层次和不同深度的结构。

6. 物镜转换器（旋转盘）　接在镜筒下端可自由旋转的圆盘，具有 3～4 个圆孔，物镜即装在这些圆孔里，转动旋转盘可调换不同放大倍率的物镜。当物镜转到工作位置时（即与光轴合轴），一定要将旋转盘边缘的缺刻和基座上的固定扣相扣合，否则无法观察标本。

7. 载物台　在镜筒下方的方形或圆形平台，用以放置玻片标本。平台中央有一圆形的通光孔，来自下方的光线经此孔照射到标本上。载物台上装有标本片推进器，其左侧弯形的弹簧夹是用来固定标本片的，转动右侧两个螺旋能向前后左右移动标本。有的推进器上还有刻度，可以计算标本推动的距离和确定标本的位置。

（二）照明部分

在载物台下方装有一套照明装置，一般由光源、聚光镜和虹彩光阑三者组成。

1. 光源　显微镜底座侧面一般配有电源开关和光线调节旋钮。为了延长灯泡的使用寿命，在关闭电源前，要先将灯泡亮度调至最低，再关闭电源。同样，使用显微镜时应先打开电源开关，然后根据观察的需要逐步调节光线强弱，并配合调节载物台下的聚光器以达到最佳观察效果。旧式显微镜在镜座上方配有反光镜，依靠反射自然光或外部照明光源来提供观察所需光线。

2. 聚光器　又称集光器，位于载物台下方的支架上，由聚光镜和虹彩光阑组成。利用镜台下方的调节螺旋可控制其升降，以调节光线的强弱。

（1）聚光镜　一般由两个或三个透镜组成，其作用相当于一个凸透镜，具有汇集光线成束以增强照明度的功能。

（2）虹彩光阑　位于聚光镜下方，也叫光圈，由十几张金属薄片组成。其外侧伸出一柄，推动此柄可改变光阑孔径的大小，以调节通光量。有些显微镜的虹彩光阑下还装有滤光玻片支持框，可安放不同颜色的滤光玻片。

（三）光学部分

1. 目镜　又称接目镜，装在镜筒的上端，通常由两个透镜组成。在上下透镜之间或在下透镜的下面装有一个用金属制成的光阑，由它决定视野的大小，故称视场光阑。在光阑的面上还可安装目镜测微尺和指针，用以指示观察目标。一架显微镜常备有 2～3 个目镜，上面刻有 5×、10×、15× 等以示其放大倍数，可选择使用。一般常用的目镜倍数为 10×。目前所使用的显微镜大多是双筒目镜。

2. 物镜　又称接物镜，装在物镜转换器上，一般有 3～4 个。物镜是由数片凸透镜和凹透镜严格组合起来的一组镜片。它是显微镜分辨性能高低的关键部件。通常在物镜上标有主要性能指标——放大倍数和数值孔径（如 10/0.25、40/0.65 和 100/1.25），镜筒长度和所要求的盖玻片厚度（如 160/0.17）。

根据放大倍数不同，习惯上把 10 倍以下的物镜叫低倍镜，把 40 倍及以上的叫高倍镜，把 90 或 100 倍的油浸物镜叫油镜。为便于区别，在高倍镜和油镜上常用一圈不同颜色的线作为特殊标志。

数值孔径（numerical aperture，N. A.）又称镜口率，可以反映该物镜分辨率的大小，数字愈大，表示分辨率愈高。

工作距离是指显微镜处于工作状态（物像调节清晰）时，物镜最下面透镜的表面与盖玻片上表面之间的距离。物镜的放大倍数越大，工作距离越小（表 1–1–1）。

表 1–1–1 标准物镜的性质

放大倍数	数值孔径（N. A.）	工作距离（mm）
10 ×	0.2	6.5
20 ×	0.50	2.0
40 ×	0.65	0.60
100 ×	1.25	0.20

显微镜的总放大倍数等于物镜和目镜的放大倍数的乘积，如物镜 10 ×，目镜 10 ×，其放大倍数就为 10 × 10=100（倍）。

镜筒透镜（tube lens）是指无限远像距物镜必不可少的中间透镜。它是物镜系统的一部分，对此系统的有效放大率和校正状况有直接影响。

二、显微镜的使用方法

在使用显微镜前，应先检查它的各个部件是否完整和正常，并进行必要的清洁工作，然后将显微镜放置在离桌子边缘 3 ~ 6 cm 为宜。

（一）低倍镜的使用方法

1. 对光　打开电源，用左手转动粗调螺旋使镜筒上升或载物台下降，然后转动物镜转换器将低倍镜对准载物台的通光孔（转动时应注意使物镜上方的缺刻与基座的固定扣相扣合），打开光圈，旋转聚光镜升降螺旋，使聚光镜上端透镜平面稍低于载物台平面的高度，不论是双筒目镜还是单筒目镜，观察时都需要两眼同时睁开。使用单筒目镜显微镜时，左眼从目镜中观察，同时调节光源入射角度，直到视野内的光线均匀，亮度适中为止；使用双筒目镜显微镜时，如果出现两个视野，可以通过调节目镜之间的距离使两个视野重合在一起。

2. 放置玻片标本　取一张玻片标本放在载物台上，有盖玻片的一面朝向物镜，固定在推进器的弹簧夹中，然后用右手转动推进器螺旋，把要观察的标本部位对准通光孔的中心。

3. 调节焦距　左手转动粗调螺旋，使低倍镜距玻片标本的距离小于 6 mm。注意调节时必须从侧面注视物镜与玻片的距离，切勿用眼在目镜上观察的同时就转动粗调螺旋，以防镜头碰撞玻片造成损坏。然后两眼同时睁开，边在目镜上观察，边用手慢慢转动粗调螺旋，使镜头上升或使载物台下降，当视野中出现物像时，再调节细调螺旋，直至视野中出现清晰的物像为止。如果物像不在视野中心，可上下左右移动玻片标本位置（注意玻片移动方向与观察物像移动的方向相反）。如果在调节焦距时，镜头和标本片的距离已超过工作距离而未见到物像，则应严格按上述步骤重新操作（图 1–1–2）。

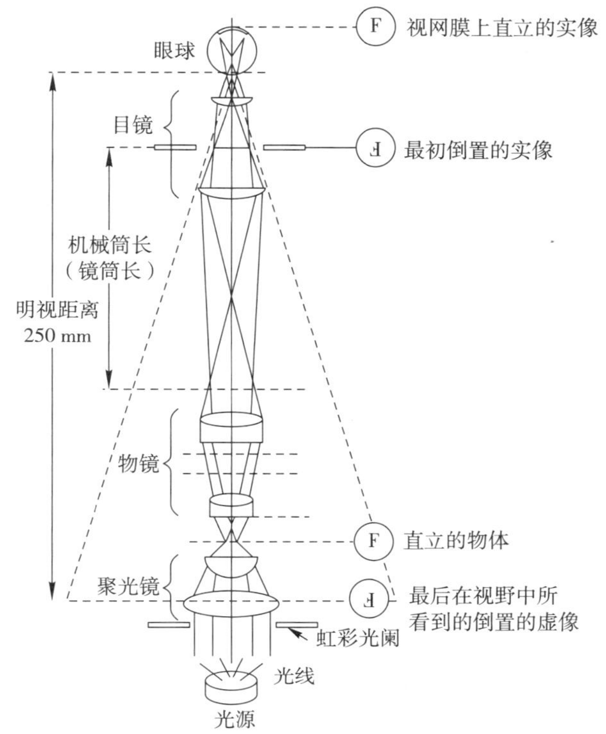

图 1-1-2　显微镜成像图解

（二）高倍镜的使用方法

1. 一定要先在低倍镜下找到要观察的标本物像，再把需要放大的部分移至视野正中，并把物像调节到最清晰的程度。

2. 转动物镜转换器，直接转换高倍物镜即可见到视野中有不太清晰的物像，此时只要再慢慢向上或向下转动细调螺旋，即可得到清晰的物像。如果发生高倍镜头碰到玻片不能转换，应检查原因（如低倍镜的焦距是否调好，标本片是否放反或物镜是否松动等），重新操作。

（三）油镜的使用方法

1. 在高倍镜下找到所要观察的标本后，将需要进一步放大的部分移至视野中心。

2. 把聚光器上升到最高位置，光阑开到最大。

3. 转动物镜转换器，移开高倍镜，在要观察部位的盖玻片上滴加一滴香柏油作为介质（因香柏油的折射率和玻璃的折射率大致相同）。

4. 稍稍上升镜筒或下降载物台，转动物镜转换器使油镜对准通光孔，然后从侧面观察油镜与标本之间的距离，慢慢转动粗调螺旋，使油镜与油滴接触，再小心地使它贴近盖玻片表面。这步操作要特别注意，调节时速度不要过快。一般显微镜也可不上升镜筒，直接转换为油镜，油镜即可浸在油滴中。

5. 观察目镜的同时小心地转动细调螺旋使镜头微微上升或下降载物台，直到出现清晰的物像。如果是直接转换为油镜，则只要转动细调螺旋，稍微下降镜头或上升载物台，即能清楚观察到物像。切忌使用粗调螺旋，或在视野中看不到模糊物像时，一直单方向转动细调螺旋使镜头下降，这样会压碎玻片标本或损坏镜头。

6. 油镜使用完毕，必须把镜头和玻片标本上的香柏油擦净。先用拭镜纸蘸少许二甲苯将镜头上的大部分油去掉，再用干拭镜纸擦拭。擦拭时要顺镜头的直径方向，不要沿镜头的圆周擦。标本片上的油可用一张拭镜纸盖在片子的油滴上，然后在纸上滴一滴二甲苯，趁湿将纸往外拉，这样连续进行几次即可擦净。

三、使用显微镜的注意事项

1. 拿显微镜时，要一手紧握镜臂，一手托住镜座，不要单手提拿，以防目镜或其他零件滑落。

2. 显微镜不可放置在实验台边缘，以免碰翻落地。

3. 在使用倾斜关节时，倾斜角度不能超过45°，防止重心不稳而倾倒。如观察带有液体的装片标本，则不能使用倾斜关节。因事离开座位时，必须将倾斜关节复原，镜头转离通光孔位置。

4. 不要随意取下目镜或拆卸显微镜的各种部件，以防灰尘落入内部或发生丢失、损坏等意外事故。

5. 使用显微镜时，操作要规范，养成两眼同睁、两手并用（左手操纵调节螺旋，右手操纵推片器）的习惯，边观察边计数和绘图等。

6. 要保持显微镜的清洁，发现有灰尘或操作中不慎使镜头和载物台沾上染料、水滴等，应及时擦去。光学和照明部分的镜面只能用拭镜纸轻轻擦拭，切勿用手指、手帕和绸布等擦摸，以免磨损镜面。机械部分可以用布擦拭。

7. 显微镜使用完毕，转动粗调螺旋上升镜筒或下降载物台，取下标本片，转动转换器使物镜离开通光孔，然后再下降镜筒或上升载物台使接近物镜，下降聚光器，关闭虹彩光阑，复原倾斜关节和推片器位置，关闭电源。最后填写使用登记卡，把显微镜放回镜箱或者套好显微镜的防尘套。

四、操作练习

要求按照显微镜的规范使用方法和注意事项，用下列标本反复练习各操作步骤。

1. “a”字装片　取一张“a”字标本片，先直接观察一下“a”字的方位和大小，再在低倍镜下观察。注意，视野中“a”字的方位发生了什么改变？移动标本的方向与视野中物像移动方向有何不同？

2. 红绿羊毛装片　取一张红绿羊毛标本片，先在低倍镜下观察，并将红绿羊毛交叉点移到视野中心，然后换高倍镜进行观察，利用细调螺旋的调节，分辨红羊毛和绿羊毛的上下位置。

3. 气泡装片　在显微镜下可见一些具有清晰黑色界限的环状物，内部无任何结构，即为气泡。了解气泡的特征，在今后观察中不要把它误认为是所要观察的细胞。

【思考题】

1. 在调焦操作时，为什么低倍镜要先调到距标本片表面小于6 mm处，油镜一定要贴近标本片表面？如果把标本片放反了，将会出现什么问题？为什么？

2. 在低倍镜调节焦距时，当视野中出现了能随标本片移动而移动的颗粒或斑纹，是否只要调节推片器将标本对准物镜中央，就一定能观察到标本的物像，为什么？

3. 如何分析判断视野中所见到的污物点是否在目镜上？

4. 使用显微镜观察标本，为什么一定要按从低倍镜到高倍镜再到油镜的顺序进行？

5. 在转动细调螺旋时，如已达极限转不动，应如何解决？

【作业】

1. 在低倍镜下已看到物像，在转换高倍镜时却直接转换不过来，试分析可能有哪些原因？

2. 回答思考题 3 和 5。

实验 2　电子显微镜的种类、工作原理和超薄切片技术

【目的要求】

1. 了解电子显微镜的种类及应用范围。
2. 了解超薄切片技术的操作过程。
3. 熟悉电镜照片的阅读方法。

【实验用品】

电子显微镜的工作原理、种类和超薄切片技术录像带，哺乳动物和人体细胞全套电镜照片。

【实验内容和方法】

一、电子显微镜的结构和工作原理

电子显微镜是利用波长很短的电子束作为照明源，用电磁透镜成像，辅以特定的机械装置和高真空技术，利用多级电子透镜来控制电子的运动轨迹，使其产生偏转、聚焦或散射，从而通过对样品透射或反射形成不同电子密度的超微结构图像，最后显示在荧光屏上或被记录在照相装置上（图 1-2-1）。电子显微镜和光学显微镜两者在基本光学原理上有相似之处，但其成像原理又有本质上的差异。

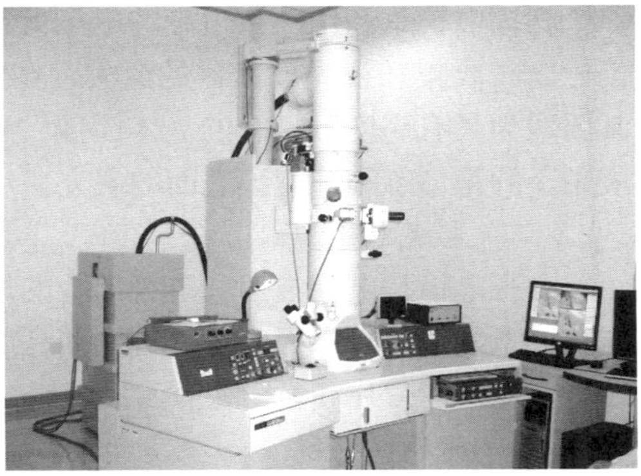

图 1-2-1　电子显微镜

电镜的主要构成部件有以下几个系统：

（一）电子光学系统

电子光学系统包括：①电子枪，即电子发射源，系由阴极、栅极、阳极三个电极组成的静电系统，经 50 ~ 120 kV 的电压加速，成为高速电子流投向聚光镜。②聚光镜，其作用是将电子枪中射出的电子束聚焦，以最小的损耗递送到样品上。③样品室，其作用是承载样品，样品室还有一气锁装置，使在更换样品后数秒钟内即可恢复至正常工作的真空状态。④物镜，是电镜的关键部件，它决定了电镜的分辨能力，对成像的质量起决定性的作用。⑤中间镜，结构和物镜类似，其作用是将经物镜放大的电子像再作二级放大。⑥投影镜，位于中间镜之下，是一个高倍率的强透镜。⑦其他，如成像的荧光屏和观察窗口及照相装置（图 1–2–2）。

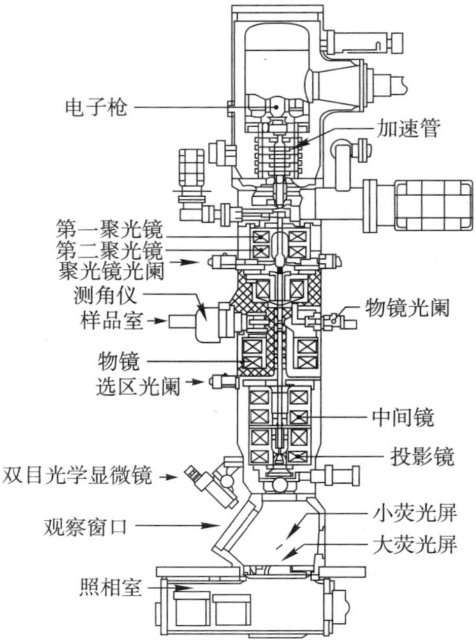

图 1–2–2　透射电镜剖面示意图

（二）真空系统

电镜的镜筒空间部分是电子束的通道，不允许有任何游离的气体存在，工作时必须保持绝对的真空。真空系统通常包括机械泵、空气过滤器、油扩散泵及排气管道等部件。

（三）供电系统

高性能的电镜供电系统包括安全系统、总调压器、真空电源、透镜电源、高压电源及辅助电源系统。

二、电子显微镜的种类

前面介绍的是常用的电子显微镜——透射电镜。随着科学技术的发展，透射电镜的分辨率不断地提高，可达 0.1 nm。除透射电镜外，尚有以下几种电镜。

（一）扫描电镜

扫描电镜是利用一束很细的电子束，在样品的表面扫描，利用反射回来的二次电子为信号，经收集和视频放大器的放大，在显像管的荧光屏上显示标本表面高度放大的图像。其图像为具有高度真实感的立体图像，且样品制备简单，不必作超薄切片，因而被广泛地应用于细胞形态和细胞膜表面的研究。

（二）电视电镜

电视电镜是电视技术和电镜结合的产物。通常在电镜下观察物体的图像亮度较弱，需在暗室条件下进行，而电视电镜则使亮度增加一倍并提高了反差。电视电镜可应用于电镜细胞病理集体读片和教学。

（三）超高压电镜

超高压电镜通常指电子束的加速电压在 50 万伏以上的电镜，高的可达 1 000 万伏，镜体可达三层楼房的高度，是大型设备，造价昂贵。超高压电镜的主要特点是穿透力强，可用于观察较厚的样品，整体的培养细胞厚度为 2 ~ 5 μm 时，不需超薄切片即可观察细胞内部的三维微细结构，如微丝、微管、微梁网等。所得图像在偏振阅读镜下为自然生动的立体图像。

三、电镜标本的制备

超薄切片制备样品的过程分为取材、固定、漂洗、脱水、渗透、聚合、切片、染色等多个环节。其中固定剂通常采用锇酸、戊二醛，以树脂作为包埋剂，用玻璃刀作超薄切片后，捞取置于铜网上，再经铀盐和铅盐染色后即可制成观察标本。

（一）表面复型法

此法是用碳、硅或火棉胶液的薄膜将标本的表面拓印下来，再在透射电镜下观察印在薄膜上的精细结构。此法常用于观察细胞或组织的表面结构。

（二）冷冻蚀刻法

此法是先将样品快速冻结，然后在真空喷镀仪中用冷刀切削样品，暴露细胞的内部结构，待切面的冰在真空下升华后，表面喷镀铂碳膜，制成表面复型膜。从真空中取出后，放在蒸馏水中剥离出复型膜，再置入浓硝酸中将残留的样品溶解，经蒸馏水漂洗后打捞置于铜网上，待干后于电镜下观察。此法常用于观察细胞的内部结构，得到的是生动的立体浮雕图像。

除上述方法外，还有电镜放射自显影法及免疫电镜法等。

四、电镜照片的阅读

（一）内容

哺乳动物和人体细胞全套透射电镜照片（细胞膜、细胞核、核仁、线粒体、粗面内质网、滑面内质网、高尔基复合体、中心体、微管、微丝、核糖体、微体、溶酶体、细胞表面的附属物及细胞间连接的各种类型）。

细胞内部结构的冷冻蚀刻法照片。

人红细胞、白细胞及纤毛上皮细胞的扫描电镜照片。

（二）观察方法

观察透射电镜照片时，着重注意每张照片显示细胞切面的位置，识别细胞各种细胞器的形态及毗邻关系，特别需要注意的是，要用立体的观念去理解各个切面的图像。

【思考题】

你在一张透射电镜照片上看到质膜凹陷样的结构，这可能代表了两种情况，可能是内吞过程造成的质膜凹陷，也可能是分泌小泡的膜正在与质膜融合，而且接触面破溃。如何判断所看到的质膜凹陷属于哪一种？

【作业】

1. 透射电镜与光镜的工作原理有何异同之处？
2. 简述冷冻蚀刻法的操作过程。

实验 3　特殊显微镜的结构、原理及使用演示

【目的要求】

了解暗视野显微镜、相差显微镜、荧光显微镜和激光扫描共聚焦显微镜的工作原理和使用方法。

【实验用品】

1. 实验器具　暗视野显微镜、相差显微镜、荧光显微镜（透射式和落射式）、激光扫描共聚焦显微镜、黑纸片、剪刀、圆规、无荧光镜油。

2. 实验材料　体外培养细胞、吖啶橙染色玻片标本、活细胞临时装片。

【实验内容和方法】

一、暗视野显微镜

（一）原理和结构特点

在日常生活中，室内飞扬的微粒灰尘是不易看见的，但在光线暗的房间中若有一束光线从门缝斜射进来，灰尘便粒粒可见了，这是光学上的丁达尔效应，暗视野显微镜就是利用此原理设计的。它的结构特点主要是使用中央遮光板或暗视野聚光器，常用的是抛物面聚光器，使光源的中央光束被阻挡，不能由下而上通过标本进入物镜，从而使光线改变途径，倾斜地照射在观察的标本上，光遇到标本发生反射或散射，散射的光线投入物镜内，因而整个视野是黑暗的（图 1-3-1）。在暗视野中所观察到的是被检物体的衍射光图像，并非物体的本身，所以只能看到物体的存在和运动，不能辨清物体的细微结构。但当被检物体非均质，并大于 1/2 波长时，则各级衍射光线同时进入物镜，在某种程度上可观察物体的结构。一般暗视野显微镜虽看不清物体的细微结构，但可分辨 0.004 μm 以上的微粒

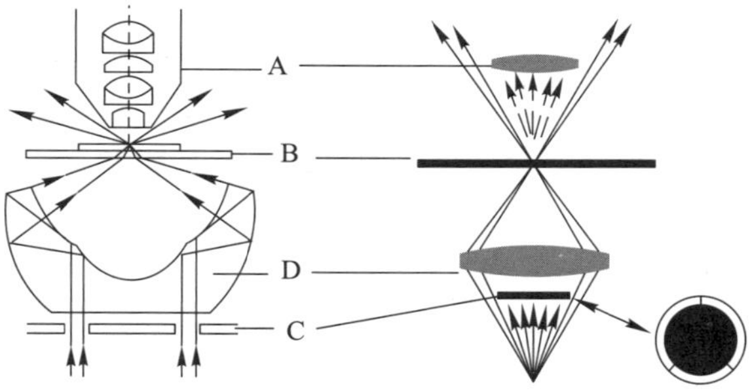

图 1-3-1　抛物面聚光器照明时的路线图

A. 物镜　B. 标本　C. 暗视野光阑　D. 暗视野聚光器

的存在和运动，这是普通显微镜（最大的分辨率为 0.2 μm）所不具有的特性，可用于观察活细胞的结构和细胞内微粒的运动等。

（二）制作中央遮光板

普通显微镜只要聚光器是可以拆卸的，支架的口径适于安装暗视野聚光器，即可改装成暗视野显微镜。在无暗视野聚光器时，可用厚黑纸片制作一个中央遮光板，放在普通显微镜聚光器下方的滤光片框上，也能得到暗视野效果。

1. 将显微镜聚光器调到最高位置，用低倍镜对好焦距。

2. 取下目镜，从镜筒中观察并调节光阑的大小，使其与镜筒中所见物镜的视野相等。

3. 按照图 1-3-2 的形状，用厚黑纸剪制中央遮光板。外圈直径与滤光片框架相同，中央部分的大小与调节好的光阑孔径一样（可用半透明的小纸片，放在通光孔处聚光镜镜面上，纸上显示的光斑即为光阑的孔径，再用圆规量取大小）。

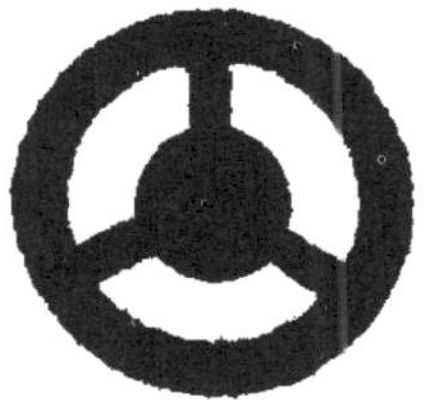
图 1-3-2　中央遮光板

4. 将中央遮光板放在滤光片框架上，开大光阑进行样品观察。

如需使用高倍镜作暗视野观察，应按高倍镜对焦后的视野大小重新制作中央遮光板。保存好各自制作的中央遮光板，以便在后面的实验中使用。

（三）使用方法

1. 把暗视野聚光器装在显微镜的聚光器支架上。

2. 选用强的光源，但又要防止直射光线进入物镜，所以一般用显微镜灯照明。

3. 在聚光器和标本片之间滴加一滴香柏油，目的是不使照明光线在聚光镜上面进行全反射，到达不了被检物体，而得不到暗视野照明。

4. 升降聚光器，将聚光镜的焦点对准被检物体，即以圆锥光束的顶点照射被检物。如果聚光器能水平移动并附有中心调节装置，则应首先进行中心调节，使聚光器的光轴与显微镜的光轴严格并于一直线上。

5. 选用与聚光器相应的物镜，调节焦距（操作方法与普通显微镜相同），找到所需观察的物像。

（四）观察

观察暗视野显微镜下的活细胞。在黑暗的背景里，可见细胞、细胞核和细胞器的衍射光图像。

二、相差显微镜

（一）原理和结构特点

光波有振幅（亮度）、波长（颜色）及相位（指在某一时间上光的波动所能达到的位置）的不同。当光通过物体时，只有波长和振幅发生变化，人们的眼才能观察到，这就是普通显微镜下能够观察到染色标本的原理。而活细胞和未经染色的生物标本，因细胞各部微细结构的折射率和厚度略有不同，光波通过时，波长和振幅并不发生变化，仅相位有变化（相位发生的差异即相差），而这种微小的变化，人眼是无法鉴别的，故在普通显微镜下难以观察到。相差显微镜能够改变直射光或衍射光的相位，并且利用光的衍射和干涉现象，把相差变成振幅差（明暗差），同时它还吸收部分直射光线，以增大其明暗的反差。

因此可用于观察活细胞或未染色标本。

相差显微镜与普通显微镜的主要不同之处是：用环状光阑代替可变光阑，用相差物镜（通常有 PH 的标记）代替普通物镜，并带有一个合轴用的望远镜。环状光阑是由大小不同的环状孔形成的光阑，它们的直径和孔宽是与不同的物镜相匹配的。其作用是将直射光所成的像从一些衍射旁像中分出来。相位板安装在物镜的后焦面处，相位板装有吸收光线的吸收膜和推迟相位的相位膜。它除能推迟直射光线或衍射光的相位以外，还有吸收光使亮度发生变化的作用。调轴望远镜是用来进行合轴调节的。相差显微镜在使用时，聚光器下面的环状光阑的中心与物镜光轴要完全在一直线上，必须调节光阑的亮环和相位板的环状圈重合对齐（图 1-3-3），才能发挥相差显微镜的效能。否则直射光或衍射光的光路紊乱，应被吸收的光不能吸收，该推迟相位的光波不能推迟，就失去了相差显微镜的作用。

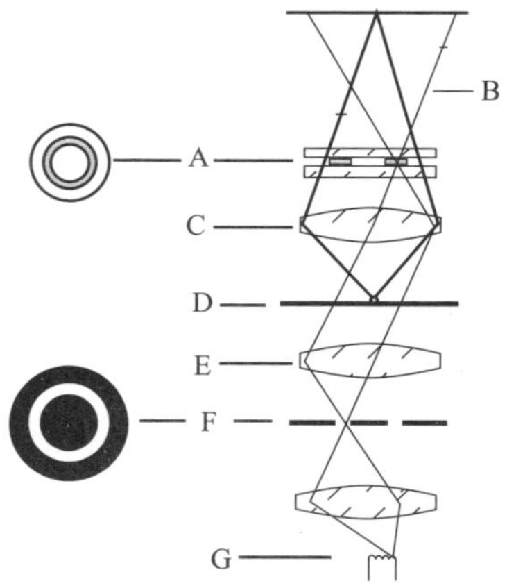

图 1-3-3 相差显微镜图解

A. 相位板 B. 发生偏离的光 C. 物镜 D. 样本 E. 聚光器 F. 环状光阑 G. 光源

（二）使用方法

相差装置为多功能系列显微镜中的附属装置，与普通显微镜配合使用。

1. 相差装置的调换安装 卸下普通显微镜使用的聚光器，将环状光阑装在聚光器支架上，把绿色滤光片放在上面，它可吸收红色和蓝色光，使照明光源成为波长范围小的单色光线，并有吸热作用，能使相差观察获得良好的效果。再从转换器上取下普通物镜，换上相差物镜。

2. 调焦 打开光源，旋转聚光器转盘，将“0”对准标示孔，使普通聚光器部分进入光路。先使用低倍相差物镜，按普通显微镜操作方法进行对光和调焦。

旋转环状光阑，使光阑的直径和孔宽与所使用的相差物镜相适应，如相差物镜为 40× 时应用 ×10 标示孔的光阑。

3. 合轴调整 拔出目镜，插入合轴望远镜，一边从望远镜向内观察，并用左手固定其外筒；一边用右手转动望远镜内筒使其下降，当焦点对准时就能看到环状光阑的亮环和相位板的黑环，此时可将望远镜固定住。再升降聚光器并调节其下的螺旋使亮环的大小与黑环一致，然后向左右前后方向调节环状光阑聚光器上的调节钮，使两环完全重合（图 1-3-4）。如亮环比

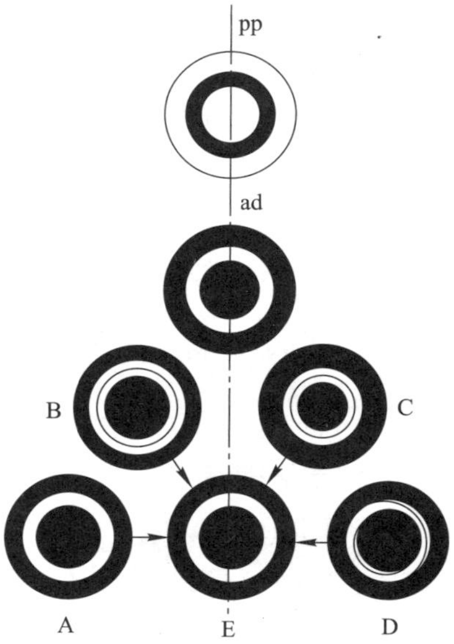

图 1-3-4 相差显微镜的合轴调整

pp. 相位板 ad. 环状光阑

A. 已合轴，但光束对环状光阑照射不均匀；B. 亮环大于相位板圆环；C. 亮环小于圆环；D. 亮环和圆环不合轴；E. 合轴和照明正常（故 A、B、C、D 不正确，要调节成 E）

黑环小而位于内侧，应降低聚光器使亮环放大；反之，则应升高聚光器，使亮环缩小。如升到最高限度仍不能完全重合，则可能是载玻片过厚之故，应更换。合轴调整完毕，抽出望远镜，换回目镜，按常规操作进行观察。

在更换不同倍率的相差物镜时，每一次都要使用相匹配的环状光阑且重新合轴调整。使用油镜时，聚光器上透镜表面与载玻片之间要同时加上香柏油。

（三）观察

倒置相差显微镜是观察培养活细胞的最有效的显微镜。它与一般相差显微镜的相异之处是光源和聚光器装在上方，相差物镜装在载物台下方，便于观察在培养瓶中贴壁生长的活细胞。在倒置相差显微镜下观察培养瓶中的活细胞，可清楚地分辨细胞的形态、细胞核、核仁及胞质中存在的颗粒状结构。

三、荧光显微镜

（一）原理和结构特点

荧光显微镜是利用一个高发光效率的点光源，经过滤色系统发出一定波长的光（如紫外光 365 nm 或紫蓝光 420 nm）作为激发光，激发标本内的荧光物质发射出不同颜色的荧光，再通过物镜和目镜的放大进行观察。这样在对比强烈的背景下，即使荧光很微弱也易辨认，敏感性高，主要用于细胞结构和功能及化学成分等的研究（图 1-3-5 及彩图）。

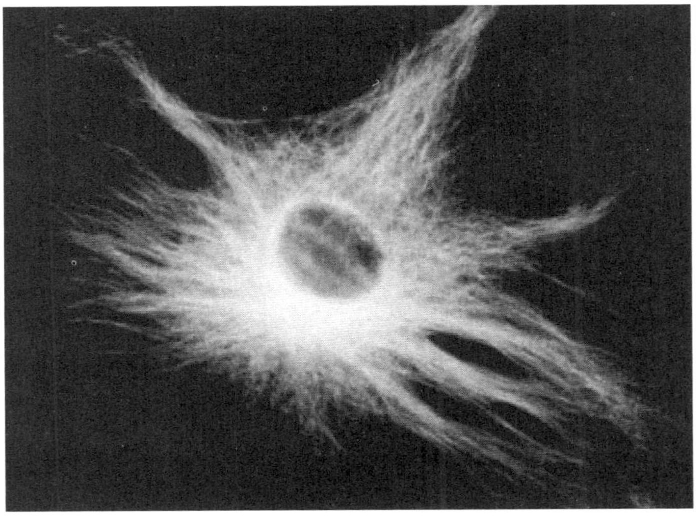

图 1-3-5　荧光显微镜下的细胞骨架（微丝）

荧光显微镜的基本结构是在普通光学显微镜的基础上加上一些附件（如荧光光源、激发滤光片、双色束分离器和阻断滤光片等）组成的。荧光光源一般采用超高压汞灯（50 ~ 200 W），它可发出各种波长的光，但每种荧光物质都有一个产生最强荧光的激发光波长，所以需加用激发滤光片（一般有紫外、紫色、蓝色和绿色激发滤光片），仅使一定波长的激发光透过并照射到标本上，而将其他光都吸收掉。每种物质被激发光照射后，在极短时间内发射出较照射波长更长的可见荧光。荧光具有专一性，一般都比激发光弱，为能观察到专一的荧光，需在物镜后面加阻断（或压制）滤光片。它的作用有二：一是吸收和阻挡激发光进入目镜，以免干扰荧光和损伤眼；二是选择并让特异的荧光透过，表现出专一的荧光色彩。两种滤光片必须配合使用。

荧光显微镜就其光路来说分为两种：

1. 透射式荧光显微镜　激发光源是通过聚光镜穿过标本材料来激发荧光的（图 1–3–6）。常用暗视野聚光器，也可用普通聚光器，调节反光镜使激发光转射和旁射到标本上，这是比较老式的荧光显微镜。其优点是低倍镜时荧光强，而缺点是随放大倍数增加其荧光减弱，所以用来观察较大的标本材料较好。

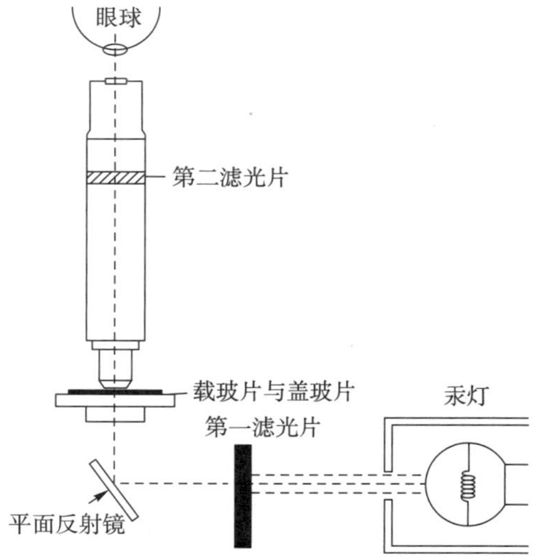

图 1–3–6　透射式荧光显微镜图解

2. 落射式荧光显微镜　该类型显微镜与透射式荧光显微镜不同之处是激发光从物镜向下落射到标本表面，即用同一物镜作为照明聚光器和收集荧光的物镜（图 1–3–7）。光路中需加上一个双色束分离器，它与光轴成 45°，激发光被反射到物镜中，并聚集在样品上，样品所产生的荧光以及由物镜透镜表面、盖玻片表面反射的激发光同时进入物镜，返回到双色束分离器，使激发光和荧光分开，残余激发光再被阻断滤光片吸收。如换用不同的激发滤光片 / 双色束分离器 / 阻断滤光片的组合插块，可满足不同荧光反应产物的需要。此种荧光显微镜的优点是视野照明均匀，成像清晰，放大倍数愈大，荧光愈强。

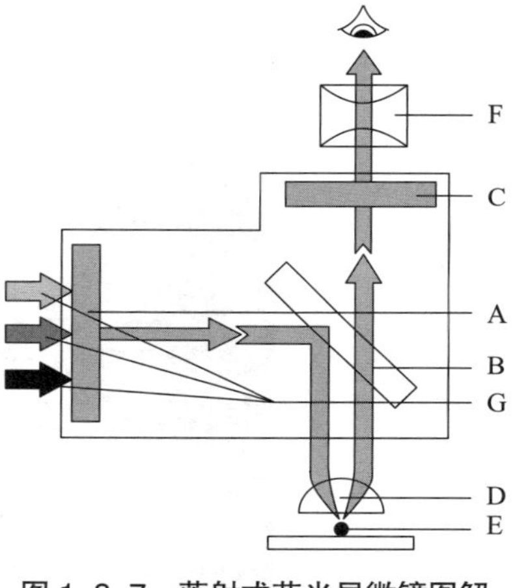

图 1–3–7　落射式荧光显微镜图解

A. 激发滤光片　B. 双色束分离器　C. 阻断滤光片　D. 物镜　E. 标本　F. 目镜　G. 汞灯

（二）使用方法

1. 打开电源，超高压汞灯要预热几分钟才能达到最亮点。

2. 透射式荧光显微镜需在灯源与聚光器之间装上所要求的激发滤光片，在物镜的后面装上相应的阻断滤光片。落射式荧光显微镜需在光路的插槽中插入所要求的激发滤光片 / 双色束分离器 / 阻断滤光片的插块。

3. 用低倍镜观察，根据不同型号荧光显微镜的调节装置，调整光源中心，使其位于整个照明光斑的中央。

4. 放置标本片，调焦后即可观察。

使用中应注意：未装滤光片不要用眼直接观察，以免引起眼的损伤；用油镜观察标本时，必须用无荧光的特殊油镜；高压汞灯关闭后不能立即重新打开，需经 5 min 后才能再启动，否则会不稳定，影响汞灯寿命。

（三）观察

荧光显微镜下（用蓝紫光滤光片），可见经 0.01% 吖啶橙荧光染料染色的细胞，其细胞核和细胞质被激发产生两种不同颜色的荧光（暗绿色和橙红色）。

四、激光扫描共聚焦显微镜

（一）原理和特点

激光扫描共聚焦显微镜的基本结构是由荧光显微镜、激光器、扫描检测装置和计算机组成的。它以激光作为光源，激光的单色性、准直性、高能量及强穿透力使激光扫描共聚焦显微镜分辨率介于光镜与电镜之间。其工作原理是：由激光光源发射的平行激光束被透镜及照明针孔聚焦为一个点光源，该点光源由计算机控制，可对样品内焦平面上的每一点进行扫描，由该点被激发出的荧光或反射光再沿着原发射光路由物镜、分光镜折射至检测针孔，由检测针孔将非聚焦激光产生的杂散信号全部滤去，而只保证该点的激光通过，并被检测针孔后的光电倍增管接收，利用计算机进行图像处理，从而获得细胞或组织内部微细结构的荧光图像（图 1–3–8）。该显微镜可以在亚细胞水平上观察生理信号及细胞形态的变化。

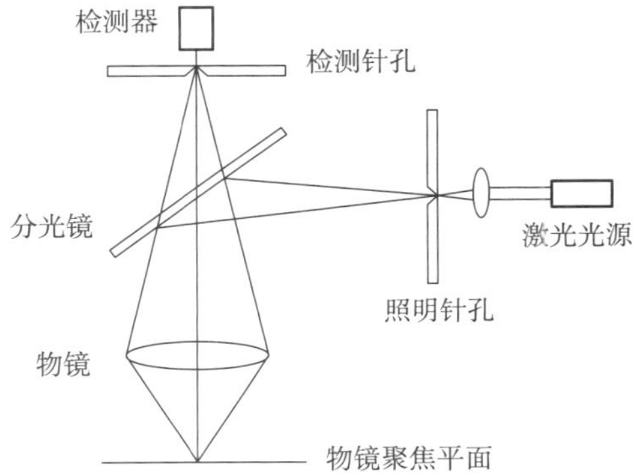

图 1–3–8　激光扫描共聚焦显微镜图解

激光扫描共聚焦显微镜的特点是：

1. 能将杂散信号滤去，而仅接收所需的信号，克服了一般光学显微镜不能避免杂散信号干扰的缺点，其分辨率已接近光学显微镜的理论分辨率（200 nm），信号图像清晰度及对比度大大增加（图 1–3–9 及彩图）。

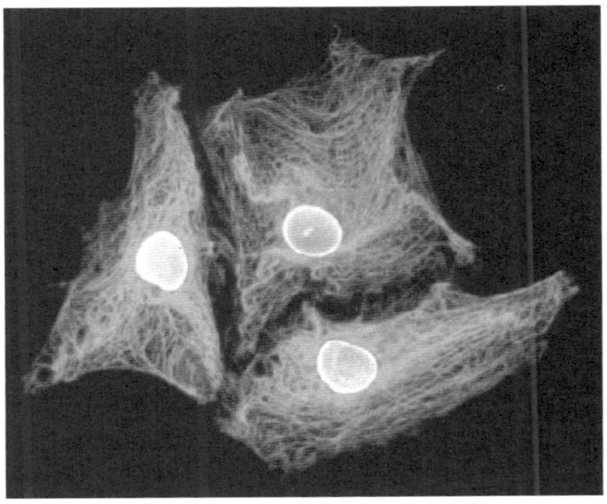

图 1–3–9　激光扫描共聚焦显微镜下的细胞骨架（见彩图绿色）和细胞核（见彩图红色）

2. 由于激光穿透力极强，再辅以计算机处理的功能，激光扫描共聚焦显微镜可探测到样品深层的信息，获得样品实时的三维结构图像。

3. 聚焦平面上的点同时聚焦于照明针孔和检测针孔。

（二）使用步骤

1. 样品准备　实验样品要求单层并且能很好地贴附在样品池中。若样品是悬浮的，则必须对样品池进行处理，即在样品池表面涂上一薄层粘贴剂，如多聚赖氨酸、蛋清、伴刀豆球蛋白等。选用粘贴剂的标准是不损害样品和不影响实验结果。选择合适的荧光探针标记样品。

2. 观察　先用荧光显微镜观察标本，选定所需视野，然后切换至激光扫描共聚焦系统，根据实验目的选择合适的软件，设置与荧光探针相适应的有关参数，再通过观察显示器上的图像进一步调节检测参数，进行实验。

【思考题】

使用荧光显微镜如何才能延长汞灯的使用寿命？为什么每次使用时都需要记录使用时间？

【作业】

1. 制作低倍镜和高倍镜观察用的中央遮光板。
2. 为什么说相差显微镜是观察培养活细胞的最有效显微镜？
3. 荧光显微镜的两种滤光片各起什么作用？
4. 比较激光扫描共聚焦显微镜与荧光显微镜的异同点。

（朱海英）

数字课程学习

教学 PPT　　自测题　　扩展知识

第二章　细胞的基本形态结构观察

细胞是所有生物体结构、功能和生长发育的基本单位。细胞的种类很多，不同类型的细胞具有独特的形态并执行特定的功能。细胞的形态并不是永远不变的，在不同的生理或病理条件下，细胞的形态会发生相应的改变。

典型的人和动物细胞直径为 10 ~ 20 μm，必须通过显微镜才能观察到细胞结构。在普通光学显微镜下可以观察细胞的基本轮廓及细胞核等大的细胞器，通过特殊化学染色还可以观察线粒体、高尔基复合体等细胞器及细胞骨架。超微结构的观察需借助电子显微镜（见第一章）。

为了能在光学显微镜下观察细胞或组织，首先要将细胞或组织制备成标本片。标本片可分为临时性标本片和永久性标本片两种。临时性标本片是指临时制备的不能长期保存的标本片，具有简便、快速的优点，常用于活细胞的观察。永久性标本片是将细胞或组织固定后，通过一定的包埋方法将其制备成可以长期保存的标本片。目前最常用的方法是石蜡包埋法。

标本片制备后还需用染色剂进行染色，使细胞或组织被染上不同的颜色，产生不同的折射率，便于在光学显微镜下进行观察。染色其实就是染色剂与细胞组织相结合的过程。不同的染料会结合不同的细胞或组织成分，其结合的原理也不同。如细胞核主要由核酸等酸性物质组成，易被碱性染料染色；而细胞质主要由碱性物质组成，易与酸性染料结合。

在本章中学生将学习不同的制片和染色方法，观察不同的细胞形态，并学会测量细胞大小。

实验 4　细胞的基本形态结构观察和显微测量

【目的要求】

1. 掌握临时装片方法和显微镜测微尺的使用方法。
2. 观测不同细胞的形态、大小及基本结构。
3. 练习规范使用普通光学显微镜，掌握镜下绘图方法。

【实验用品】

1. 实验器具　光学显微镜、目镜测微尺、镜台测微尺、载玻片、盖玻片、镊子、吸管、吸水纸、染色盘架、冲洗瓶。

2. 实验试剂　生理盐水、0.2% 亚甲蓝染液、瑞特－吉姆萨染液、磷酸缓冲液、33% NaOH 溶液。

3. 实验材料　蟾蜍表皮细胞悬液、小鼠血涂片、大鼠肝细胞悬液、大鼠肠管组织、大鼠精子悬液、牛脊髓神经细胞。

【实验内容和方法】

一、临时装片的制备方法

临时制片有装片和涂片等，下面介绍临时装片的制备方法。

取一张载玻片，用左手拇指和示指夹持载玻片的两端，右手的拇指和示指夹着一块清洁而柔软的布，把载玻片放在两手指夹着的布间，然后均匀地前后移动擦净载玻片的两面；盖玻片小而薄，擦时必须小心，把一张盖玻片平放在左手两手指夹着的布间，并轻轻捏住，右手指夹持盖玻片的边缘向一个方向转动进行擦拭，用力需轻而均匀。

如图 2-4-1 所示，将擦净的载玻片平放在桌上，用吸管吸取要观察的标本悬液，滴一滴于载玻片的中央。然后用镊子轻轻夹住盖玻片的一端，将其对侧端先接触载玻片上的悬液，慢慢地倾斜盖下（注意避免产生气泡），再用吸水纸吸去多余的水分。如标本需要染色，可将染液滴在盖玻片的一侧（不要滴在盖玻片上），用吸水纸在盖玻片另一侧边缘吸水，染液就会流入盖玻片下方使标本着色。

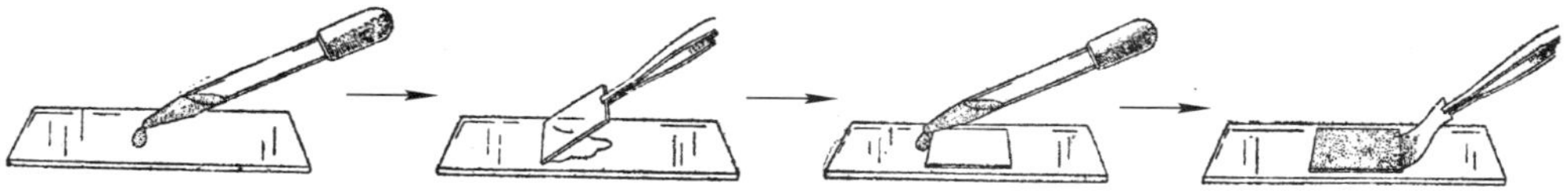

图 2-4-1　临时装片的制备

二、显微镜测微尺的用法

显微镜测微尺是用来测量在显微镜下所观察物体的长度、面积、数目等的工具，可分为目镜测镜尺和镜台测微尺，两尺要配合使用。

目镜测微尺是放在目镜内的一种标尺，有固定式和移动式两种类型。固定式目镜测微尺为一块圆形玻璃片，直径为 20 ~ 21 mm，在其上刻有各种形式的标尺，有直线式的（图 2-4-2A），也有网式的（图 2-4-2B）。一般用来测定长度的标尺为直线式的，刻有 50 或 100 等分的刻度，每格的长度随不同物镜的放大倍数和镜筒的不同长度而异。

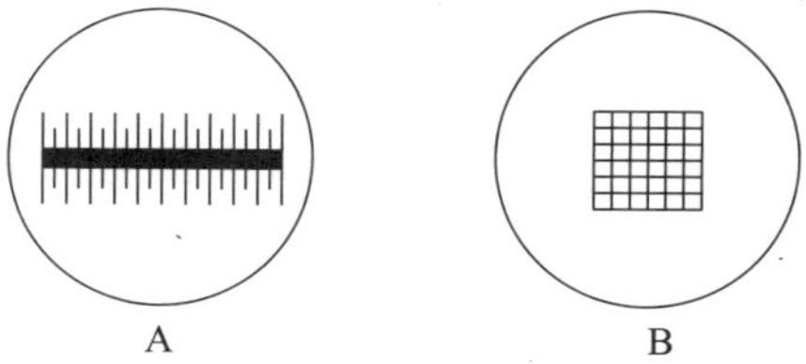

图 2-4-2　目镜测微尺

A. 直线式　B. 网式

镜台测微尺是在一块特制的载玻片中央，由圆形盖玻片封固着的具有刻度的标尺（图 2-4-3），全长为 1 ~ 2 mm，上有 100 或 200 等分的小格，每小格的长度为 0.01 mm（10 μm）。在标尺的外围有一小黑环，便于找到标尺的位置。

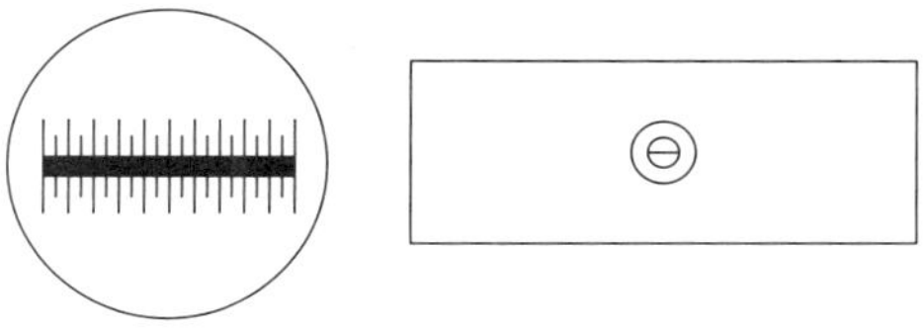

图 2-4-3　镜台测微尺

显微测量时，先用镜台测微尺标定目镜测微尺每小格代表的长度，然后才能用目镜测微尺测量细胞的长度。方法如下：

1. 将镜台测微尺放在载物台上夹好，把刻度直线移到通光孔中央。用低倍镜观察，对准焦点，看清镜台测微尺的刻度。

2. 旋下目镜的上透镜，将目镜测微尺有刻度的一面向下，放在目镜内的视场光阑上，再旋上上透镜。有的显微镜的目镜测微尺与目镜是一体的，不用另外安装。

3. 从目镜中观察镜台测微尺和目镜测微尺的分度，转动目镜和移动镜台测微尺，使两尺平行，“0”点对齐（图 2-4-4），记录目镜测微尺的全长所对应的镜台测微尺中的格数，或从“0”点开始向右找出两尺另一重合的直线，记录两重合线间两尺各自的格数，再计算出目镜测微尺每格的长度。如在低倍镜下所标定的目镜测微尺的全长（50 格）等于镜台测微尺 68 格，也就是等于 0.68 mm，目镜测微尺每小格代表的长度则为 0.68 mm/50，即为 0.0136 mm（或 13.6 μm）。

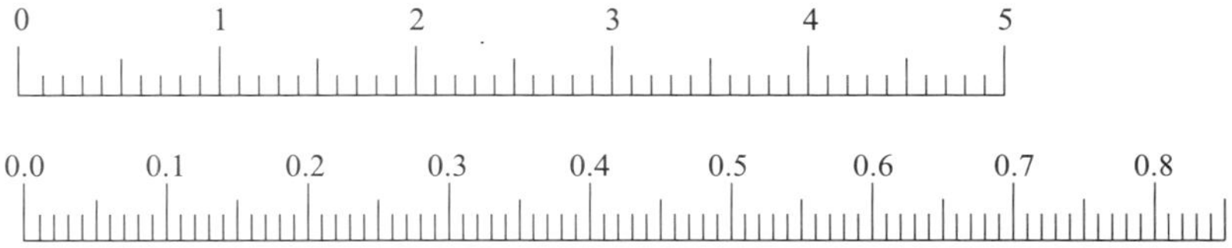

图 2-4-4　目镜测微尺的标定

上：目镜测微尺　下：镜台测微尺

4. 取下镜台测微尺，换上需要测量的玻片标本，用目镜测微尺的刻度测量细胞长度的格数，再乘以每格的微米数，即为细胞的实际长度。

如果用不同放大倍数的物镜与目镜，就须重新计算，方法同前。

在测量时应注意将被测量的标本移放在视野中心，因为在这个位置上镜像最清晰，像差也最小。为减少误差，在测量同一被检物时，要量 5 次以上而采用其平均值；还需注意视野中的亮度应均匀一致，以免标尺分度左右两侧的亮度不同而影响准确测量值的得出。

根据长度测量结果可计算各种细胞、细胞核的体积及核质比。公式如下：

椭圆形体积　$V = 4/3\,\pi ab^2$（a、b 为长、短半径）

圆球形体积　$V = 4/3\,\pi R^3$（R 为半径）

核质比　$NP = V_n/(V_c - V_n)$（V_n 为细胞核的体积，V_c 为细胞的体积）

三、几种细胞形态结构的观察及测量

（一）蟾蜍扁平上皮细胞

用蟾蜍表皮细胞悬液制成临时装片，以 0.2% 亚甲蓝染液染色。先在低倍镜下观察，可见视野中有许多被染成蓝色的、紧密排列成片的多角形细胞，即蟾蜍皮肤的扁平上皮细胞。再选择染色适中的部分换高倍镜观察，注意分辨细胞的三大部分，并用测微尺测量细胞及细胞核的大小，计算其体积和核质比。

（二）小鼠血细胞

将已制备好的小鼠血涂片放在染色盘架上，滴数滴瑞特－吉姆萨染液于涂片上，染液量以能遮盖欲染的血膜部分为限。静置染色 1 min 后，滴加等量 1/15 mol/L 磷酸缓冲液，用牙签轻轻搅动液体，使其与染液充分混匀，再静置染色 5 ~ 10 min（室温高时时间缩短），最后用清水缓缓冲洗 1 min，倾斜放置，待晾干后进行观察。

先在低倍镜下观察血细胞的形态，再在高倍镜下仔细观察，可见视野中大多数细胞为双凹盘状，被染成粉红色或橘黄色，无细胞核，这些是红细胞（哺乳动物成熟红细胞是无核的）。散在红细胞间，细胞核被染成紫色、形状不一的是白细胞，不同类型的白细胞胞质中有不同颜色的颗粒分布。最后测量红细胞的直径。

（三）大鼠肝细胞

用大鼠肝细胞悬液制成临时装片，0.2% 亚甲蓝染液染色。先在低倍镜下找到单个或成堆的被染成蓝色的细胞，选择细胞不重叠、染色适中的部分用高倍镜作进一步观察。注意细胞的形态和细胞核的数目，并测量细胞及细胞核的大小，计算其体积和核质比。

（四）大鼠肠管平滑肌细胞

用镊子取大鼠肠管组织（已经用 33% NaOH 溶液浸泡 1 h）一小块，置于载玻片上，用镊子夹住轻轻叩打，使平滑肌细胞散落，然后滴一滴生理盐水，放在示教台上的显微镜下观察，在低倍镜视野中可见各种形态的细胞，其中呈长梭形的细胞即为平滑肌细胞。

（五）大鼠精子

用大鼠精子悬液制成临时装片，在显微镜下观察。因是未染色的活体标本，所以应缩小光阑和降低聚光镜使光线暗些，有利于观察。在低倍镜视野中可见许多细小的头部呈镰刀形、尾部呈细丝状的精子，有的正在靠尾部细丝的弯曲摆动而游动，然后换高倍镜仔细观察（图 2-4-5 及彩图）。

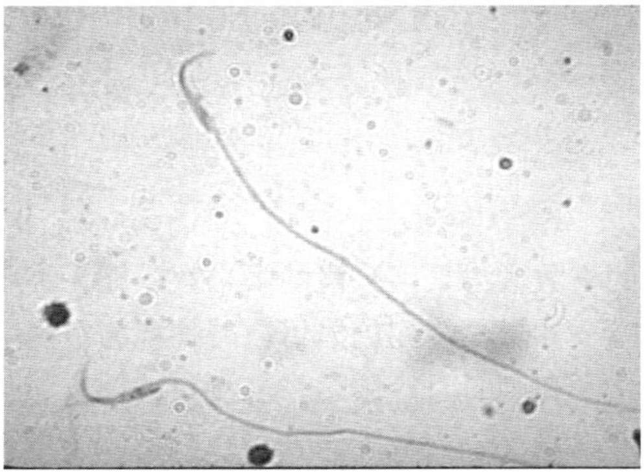

图 2-4-5 大鼠精子（400×）

（六）牛脊髓神经细胞（示教）

在示教台上的显微镜下，可见被染成蓝色的神经细胞呈星芒状，每个细胞都具有长短不一、数目不等的突起，注意分辨细胞的三大部分。

【思考题】

用显微镜测微尺测量细胞的直径总会产生一些误差，怎样最大程度减小这种误差？

【作业】

1. 在高倍镜下绘制蟾蜍扁平上皮细胞和大鼠肝细胞图（绘图方法与要求参阅附录

二），并注明各部名称。

2. 记录

低倍镜下：目镜测微尺____格 = 镜台测微尺____格，目镜测微尺每小格 =____μm。

高倍镜下：目镜测微尺____格 = 镜台测微尺____格，目镜测微尺每小格 =____μm。

红细胞直径为多少微米？

蟾蜍扁平上皮细胞、大鼠肝细胞及它们的细胞核的直径各为多少微米？计算体积和核质比（*NP*）。

实验 5　永久装片的制作、细胞器的观察及电镜照片阅读

【目的要求】

1. 了解线粒体、高尔基复合体切片染色显示的原理。
2. 学会油镜的使用，熟练掌握光学显微镜的使用及镜下绘图方法。

【实验用品】

1. 实验器具　光学显微镜、载玻片、盖玻片、消毒牙签、吸水纸、镊子。
2. 实验材料　蛙肾小管切片、麻雀小脑（或豚鼠脊神经节）切片、马蛔虫子宫切片。

【实验内容和方法】

一、肾小管上皮细胞线粒体的观察——蛙肾小管切片

蛙肾小管上皮细胞功能活跃，线粒体的数目较多。蛙肾组织以重铬酸钾溶液固定，再经铁苏木精染色，制成永久切片。由于线粒体中蛋白质、磷脂的含量很高，有大量的羧基和磷酸基等阴离子基团，阳离子的铁苏木精很容易与其结合而着色，使线粒体得以完全显露出来。

将蛙肾小管切片标本置于低倍镜下观察，可见许多被染成深蓝色的圆形和椭圆形的环状结构，这些就是肾小管的横切面（图 2-5-1）。每一肾小管的管壁由单层紧密排列的上皮细胞围成，其中间的腔为肾小管管腔。转换高倍镜和油镜仔细观察，细胞中央不着色的圆形区是细胞核，内有 1 至多个被染成蓝色的核仁。细胞之间的细胞膜难以分辨。细胞质中有许多蓝黑色的短杆状和颗粒状的线粒体，靠管腔部分较少，细胞基部特别多。

二、高尔基复合体的观察——麻雀小脑（或豚鼠脊神经节）切片

将麻雀小脑（或豚鼠脊神经节）以硝酸钴溶液固定，再经硝酸银染液浸染制成永久切片。由于组成高尔基复合体的物质具有还原银盐的能力，使其呈现黑色沉淀，从而能显示出高尔基复合体的形态和位置。

将麻雀小脑（或豚鼠脊神经节）切片置于低倍镜下观察，可见许多卵圆形（或梨形）的神经细胞胞体（图 2-5-2）。转换高倍镜观察，可见部分神经细胞胞体的中央有不着色的圆形区即细胞核，有的细胞核中还可见到一个淡黄色的核仁。在核周围的细胞质中，有许多黑褐色的颗粒、斑块和扭曲状条索构成的粗网状结构，即为高尔基复合体。

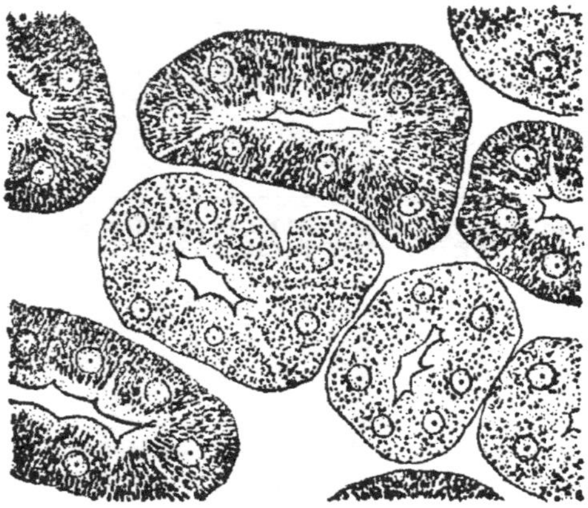

图 2-5-1 蛙肾小管横切面
（示线粒体）

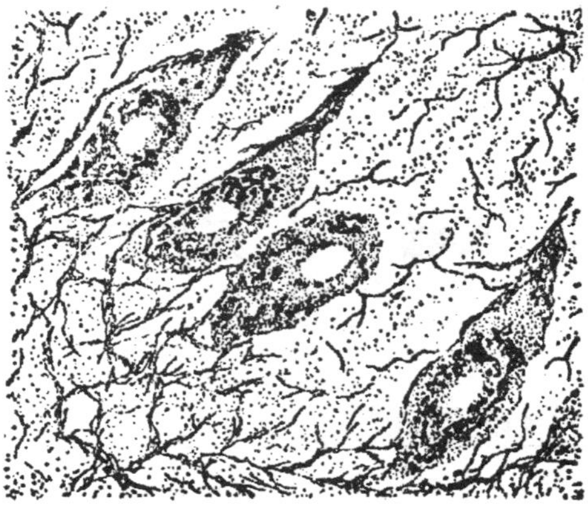

图 2-5-2 麻雀小脑神经细胞
（示高尔基复合体）

三、中心体的观察——马蛔虫子宫切片

中心体是微管细胞器，在细胞处于分裂时易于观察。在显微镜的高倍镜下可见，处于分裂中期的马蛔虫受精卵细胞的两极各有一染色很深的小黑点，这就是中心粒所在的位置。中心粒连同周围透亮的部分（中心粒周物质）共同构成中心体，其外围有许多放射状分布的细丝——星射线，合称星体。

【思考题】

1. 细胞内有多种细胞器，为什么我们所观察的每种标本片往往只能见到某一种细胞器分布在细胞质中？为什么所见的形态结构和电镜照片不同？

2. 在观察麻雀小脑（或豚鼠脊神经节）切片时，可见有的细胞中央没有细胞核，只有高尔基复合体分布，这是为什么？

【作业】

1. 在蛙肾小管切面图中注明细胞膜、细胞质、细胞核和线粒体四种结构的名称。

2. 绘制麻雀小脑神经细胞（或豚鼠脊神经节细胞），示高尔基复合体。

实验 6 细胞内线粒体和细胞核的分离、观察和鉴定

【目的要求】

1. 了解利用细胞匀浆和差速离心的方法分级分离细胞组分的原理及过程。

2. 熟练、规范地使用离心机和匀浆器。

【实验用品】

1. 实验器具 光学显微镜、普通离心机、台式高速离心机、玻璃匀浆器、普通天平、载玻片、盖玻片、离心管、Eppendorf 管、试管、吸管、量筒（10 mL）、烧杯（25 mL）、玻璃漏斗、玻璃棒、解剖剪、镊子、吸水纸、8 层纱布块或尼龙网（200 目）、冰块、记号笔。

2. 实验试剂 0.25 mol/L 蔗糖溶液（含 0.003 mol/L 氯化钙）、甲基绿 – 派洛宁染液、95% 乙醇溶液、中性红 – 詹纳斯绿 B 染液、纯丙酮、NaCl 溶液、蒸馏水。

3. 实验动物 大鼠。

【实验内容和方法】

一、原理

细胞内各种结构的比重和大小都不相同，在同一离心场内的沉降速度也不相同。根据这一原理，常用不同介质和不同转速的离心条件，将细胞内各种组分分级分离出来，这是现代研究亚细胞组分的化学组成、理化特性及其功能的重要方法。这一方法主要包括组织细胞匀浆、分级分离和分析三个步骤。

（一）匀浆

在低温条件下，将组织放在匀浆器中，加入匀浆溶液进行研磨，使细胞被机械地碾碎为各种亚细胞组分和包含物的匀浆。

（二）分级分离

把匀浆悬浮于一定的介质中，通常采用水溶性的蔗糖或氯化铯溶液，它比较接近细胞质的分散相，在一定程度上能保持细胞器的结构和功能，保持酶的活性，也不容易引起亚细胞组分聚集。利用离心机的不同转速和不同离心时间，使非均一混合体中的颗粒按其大小、轻重分批沉降到离心管底部，再分部收集，即可得到各种亚细胞组分。常用的离心机按转速不同可分为低速、高速和超速离心机，有些离心机带有冷冻装置。

分级分离方法有两种，即差速离心法和密度梯度离心法。

1. 差速离心法 是指由低速到高速逐级沉降分离，使较大的颗粒先在较低转速中沉淀，再用较高的转速将原先悬浮于上清液中的较小颗粒分步沉淀下来，从而使各种亚细胞组分得以分离。本实验分离细胞核和线粒体就是采用此法。由于样品中各种大小和密度的

颗粒在离心开始时是均匀分布于整个离心管中的，故每级分离得到的第一次沉淀必然不是纯的最重的颗粒，须经反复悬浮和离心加以纯化。

2. 密度梯度离心法　如蔗糖密度梯度离心法，此法需要首先制备具有密度梯度的介质，浓度低的在上层，浓度高的在底层。将细胞匀浆加在最上层，随后离心。这样，不同大小、形状、密度的颗粒，由于沉降系数（S）不同，就会以不同的速度向下移动，逐渐集中到与各组分密度相等的特定梯度位置上，形成几条不同的区带，分别收集这些区带就获得了不同的细胞组分。

（三）分析

分级分离得到的组分，用细胞化学和生物化学等方法进行形态和功能鉴定。

二、实验内容和步骤

（一）低速离心分离细胞核

1. 将禁食 24 h 的大鼠麻醉并断颈放血处死，立即剪开腹部，迅速取出肝浸入预冷的 NaCl 溶液中洗去血污，用滤纸吸干。

2. 每组称取 1 g 肝组织，放在小烧杯中剪碎，用少量预冷的 0.25 mol/L 蔗糖溶液洗涤数次。

3. 分次倒入烧杯内悬浮肝组织，再倾入匀浆管中进行匀浆。匀浆时，左手握持匀浆管，并将下端插入盛有冰块的器皿中，右手将匀浆捣杆垂直插入管中，上下转动研磨数次使肝组织磨碎。用 8 层纱布（先用少量蔗糖溶液湿润）过滤匀浆液于离心管中。制备一张滤液涂片，做好标记，自然干燥。

4. 将盛有滤液的离心管在天平上配平后，放入普通离心机，以 600 g 离心 10 min（“g”为离心力，可按图 2-6-1 的换算表查出所需离心机的转速）。缓缓吸取上清液移入 Eppendorf 管中，盖紧盖子，将 Eppendorf 管放在有冰块的器皿中，待分离线粒体时用。同时制备一张上清液涂片，做好标记，自然干燥。余下的沉淀物进行下一步操作。

5. 取 10 mL 0.25 mol/L 蔗糖溶液悬浮沉淀物，用吸管混匀，配平后以 1 000 g 离心 10 min。吸去上清液，加入 0.3 ~ 0.5 mL 蔗糖溶液，用吸管吹打成悬液，制备一张涂片，做好标记，自然干燥。

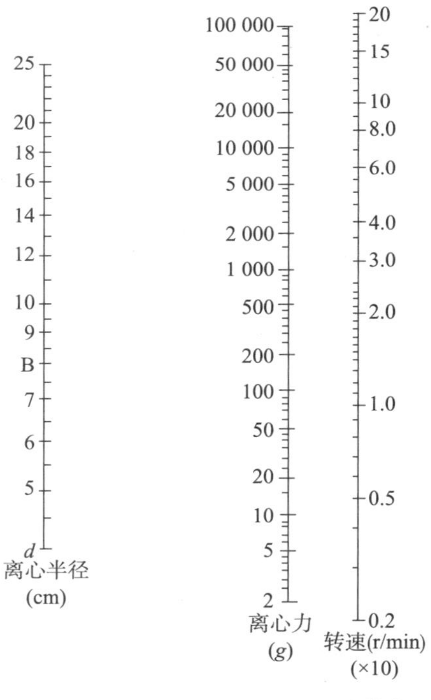

图 2-6-1　离心速度和离心力换算表

取一直尺，将其任一点放在离心半径数值上，使另一点通过转速（r/min）数值或所要求的离心力（g）数值，即可查出相应的离心力或转速数值

（二）高速离心分离线粒体

1. 将盛有上清液（含线粒体）的 Eppendorf 管放入台式高速离心机的管孔内（注意要对称放入等体积的另一 Eppendorf 管进行平衡），以 9 000 g 离心 20 min，缓缓吸去上清液，留取沉淀物。如沉淀的表面有一浅色的疏松层（主要是一些损伤和肿胀

的线粒体），则应连同上清液一起小心地吸去。

2. 沉淀加上预冷的 0.25 mol/L 蔗糖溶液进行悬浮，用吸管轻轻吹打均匀。以 9 000 *g* 再离心 20 min。

3. 将上清液吸入另一试管中，与存留沉淀物的离心管一同放在有冰块的容器中，待制片鉴定时用。

（三）分离物鉴定

1. 细胞核　将干燥后的三张涂片浸入 95% 乙醇溶液 5 min，晾干。在涂膜部分滴加数滴甲基绿 – 派洛宁染液染色 20 ~ 30 min，再以纯丙酮分色 20 s，蒸馏水漂洗，直立于吸水纸上吸干水分。在高倍显微镜下比较观察三张涂片。细胞核被染成蓝绿色，核仁和细胞碎片染成淡红色。分别描述三张涂片的结果（如平均每个视野中所见完整的细胞核数量、完整的细胞或带有残留细胞质的细胞核约各占多少等）。

2. 线粒体　在两张干净载玻片中央各滴 2 ~ 3 滴中性红 – 詹纳斯绿 B 染液，待其乙醇蒸发后，用牙签挑取少许沉淀物均匀涂布在一张载玻片的染液中；另取上清液一滴混于另一张载玻片的染液中，两片分别盖上盖玻片，染色 5 min。在高倍镜下观察，被染成亮绿色的颗粒即线粒体，比较观察和描述两张载玻片的结果。

【思考题】

如果线粒体装片中没有看到非常典型的亮绿色的颗粒状线粒体，原因可能会是什么？

【作业】

1. 写出大鼠肝细胞核和线粒体的分级分离操作程序图解。

2. 描述鉴定观察的各涂片的结果。根据你的实验结果，你认为所分离的细胞核和线粒体的纯度如何？

（朱海英）

数字课程学习

教学 PPT　　自测题　　扩展知识

第三章 细胞化学

细胞化学（cytochemistry）是在保持细胞形态结构甚至功能的基础上，利用化学的、生物的或物理的试剂和技术，对组织和细胞中的化学成分进行定性、定位、定量或对其动态变化进行比较分析，以研究细胞代谢过程中各组分作用的方法。

细胞化学是在组织化学的基础上发展起来的，早期主要局限于利用某些化学试剂与细胞内的一些物质发生化学反应，从而在细胞局部形成有色的沉淀，这是细胞化学最基础的工作。发展比较快的是定量细胞化学，其目的是对细胞、细胞的组分和细胞外的产物，在原位上或活细胞的情况下进行定量化学分析。

通常，人们按照细胞化学所涉及的技术领域将其分为化学技术的细胞化学、物理技术的细胞化学和生物技术的细胞化学。利用化学技术研究细胞化学的方法主要是利用染色法对细胞组分进行定位、定性、定量和功能研究。利用物理技术研究各种细胞组分的方法主要有细胞光度法、荧光法、放射自显影法、X线显微分析（X-ray microanalysis）法等。利用生物技术研究各种细胞组分的方法主要有免疫细胞化学。下面简单对几种细胞化学方法进行介绍。

（一）化学染色法

化学染料可分碱性染料（如亚甲蓝）和酸性染料（如伊红）。酸性染料的生色基团是硝基和醌基，碱性染料的生色基团包括偶氮基、胺基或吲达胺基。其染色原理：酸性染料中具有染色作用的阴离子可与细胞内的碱性物质相结合，而碱性染料中的阳离子则可与细胞内的酸性物质相结合，因此，酸性的细胞成分可被碱性染料所染色，而碱性的细胞组分则可被酸性染料染色。如临床检验科常用的血涂片染色，就是利用酸性染料伊红与碱性染料亚甲蓝分别与血细胞内的碱性物质和酸性物质结合，呈现不同的颜色。

（二）原位细胞化学

原位细胞化学多不经过消化等方式处理，利用培养的单层细胞或冷冻切片放在一定溶液内温育，使待测的物质与染料或试剂发生专一性的反应，并在原位上直接形成或变为不溶解的产物，利用光学显微镜（有色产物）、荧光显微镜（荧光产物）、石英或反射显微镜（吸收紫外光的物质）或电子显微镜（高电子密度产物）观察其在细胞结构上的分布。在科研领域得到广泛应用的活体生物发光成像技术还可对活细胞或个体活组织进行原位的细胞化学研究，通过该方法可以动态地检测细胞内物质的转运、细胞器的动态变化等。

（三）荧光细胞化学

荧光法较一般光学方法具有灵敏度高、特异性强、方法简便等优点，因此荧光细胞化学技术有了很大的发展。利用荧光技术可研究细胞内成分的分布与定位，研究细胞与组织中物质的吸收与转运，进行病理鉴别及细胞免疫等方面的研究。

基本原理：当用一种波长的光（如紫外光）照射某种物质时，这种物质会在极短的时间内发射出较照射波长更长的光（可见的光），这种光可以被特殊的装置所捕获进而成像。有些生物材料受到紫外线照射后能直接发出荧光称自发荧光（或直接荧光），有的生物材料受紫外线照射后本身并不发光，但当它与荧光染料结合并且被激发后，也同样产生荧光，称间接荧光（或次生荧光）。细胞和组织所产生的荧光必须通过荧光显微镜进行观察或通过显微荧光光度计进行定量测定。

除少数生活物质含有自发荧光外，大多数研究的物质需外加荧光染料，进行特异性结合才得以显示。不同的荧光染料产生不同颜色的荧光，其激发光的波长也不同。现将常用的荧光染料和应用范围列于表 3-0-1。

表 3-0-1　常用荧光染料和应用范围

荧光染料	激发光	荧　光	应用范围
溴化乙锭（ethidium bromide，EB）	蓝紫光	红	DNA 细胞核
Hoechst 33258	紫外光	蓝白	DNA 细胞核
Hoechst 33342	紫外光	蓝白	DNA 细胞核
吖啶橙（acridine orange，AO）	蓝光	绿（DNA）、红（RNA）	DNA 和 RNA
派洛宁 Y（pyronin Y）	绿光	红	RNA
异硫氰酸荧光素（fluorescein isothiocyanate，FITC）	蓝光	黄绿	蛋白质及抗体标记
罗丹明 123（rhodamine 123）	蓝光	绿	线粒体
芥子阿的平（quinacrine mustard，QM）	紫光	蓝白	染色体分带
1,6- 二苯基 -1,3,5- 已三烯（1,6-diphenyl-1,3,5-hexatriene，DPH）	紫外光	蓝	细胞膜、脂质
二醋酸荧光素（fluorescein diacetate，FDA）	蓝光	绿	细胞酯酶，细胞活力

（四）免疫细胞化学

免疫细胞化学（immunocytochemistry，ICC）是将免疫学基本原理与细胞化学技术相结合所建立起来的新技术，其基本原理是：利用抗原与抗体特异性结合的特点，通过化学反应使标记抗体的显色剂（荧光素、酶、金属离子、放射性核素）显色来确定细胞内抗原的成分（主要是多肽、蛋白质及膜表面抗原和受体等大分子物质），对其进行定位、定性及定量。

标记抗体与抗原的结合方式主要有两种。①直接法：用标记抗体与抗体中的相应抗原直接结合，操作方法简便，特异性高，但敏感性较差，此法可用于检定未知抗原；②间接法：先用未标记的具有特异性的第一抗体与样品中的相应抗原结合，然后再以标记的第二抗体与特异性的第一抗体结合。通过这样的放大作用，使抗原分子上的标记物大大增多，故间接法较直接法的敏感性大为增高，高 5 ~ 10 倍，其应用更为广泛。

（五）细胞化学定量术

细胞化学定量术旨在对细胞形态、结构及其化学成分进行定量研究。组织化学是以反应产物做定位和定性研究，以往常用“+”号表示，一般分为 0 ~ +++++ 六个等级，这种方法没有明确的客观指标，误差较大，特别是对于差别小的样品更无法准确判断。

随着生命科学研究的不断深入，定量技术的应用日益广泛，并取得了很大的进展。目前常采用细胞光度法、显微分光光度定量术、X 线显微分析术、原位定量细胞化学法等对组织和细胞形态结构及化学成分进行定量研究，以阐明组织和细胞的生长、发育、分化、代谢和功能的变化，以及对各种因素的反应。

细胞化学未来的发展方向是将细胞超微结构与局部的化学分析联系起来，这将会对研究细胞成分起重要作用，并为自动影像分析技术提供更多的新染色方法，使细胞组分着色对比清晰，便于细胞精细结构的定量测定。

实验 7　细胞内酸性蛋白质和碱性蛋白质的显示与观察

【目的要求】

1. 了解原位显示细胞内酸性蛋白质和碱性蛋白质的一般原理和方法。
2. 熟悉细胞内酸性蛋白质和碱性蛋白质的一般分布状况。
3. 掌握制备血液涂片的方法。
4. 进一步练习使用光学显微镜。

【实验用品】

1. 实验器具　光学显微镜、剪刀、镊子、解剖针、小磁盘、载玻片、染色缸、染色盘架、冲洗瓶。

2. 实验试剂　乙醚、70% 乙醇溶液、5% 三氯醋酸溶液、0.1% 酸性固绿染液（pH 2.0 ~ 2.5）、0.1% 碱性固绿染液（pH 8.0 ~ 8.5）、1% Na_2CO_3 溶液。

3. 实验动物　蟾蜍。

【实验内容和方法】

一、实验原理

由于不同蛋白质分子所带有的碱性基团和酸性基团的数量不同，在不同的 pH 溶液中，整个蛋白质所带静电荷多少也不同。在一定的生理条件下，整个蛋白质带负电荷多，则为酸性蛋白质；带正电荷多，则为碱性蛋白质。据此，可将标本经三氯醋酸处理抽提掉核酸后，用不同 pH 的固绿染液分别染色，使细胞内的酸性和碱性蛋白质显示出来。

二、方法和步骤

1. 取材和涂片　蟾蜍乙醚麻醉后（备选方法：毁脊髓法处死蟾蜍。左手握住蟾蜍躯干和四肢，并用示指将其头部压向腹面，在其头和躯干之间可摸到一凹陷，右手用解剖针插入凹陷处 1 ~ 2 mm 深，即将针尖转向后伸入到椎管中捣毁脊髓，直到蟾蜍四肢伸直、肌肉松弛为止），将其腹面朝上放在盘中，剪开胸腔，打开心包，小心地在心脏上剪一小口，立即将心脏血滴一小滴于干净载玻片的一端，如图 3–7–1 所示，用另一载玻片的一端边缘紧贴在血液处，待血液沿其边缘展开后，以 45° 角向载玻片的另一端推去，形成较薄的血膜（注意：单次单向推片，不可来回推片）。按此法涂两张血涂片，室温下晾干。

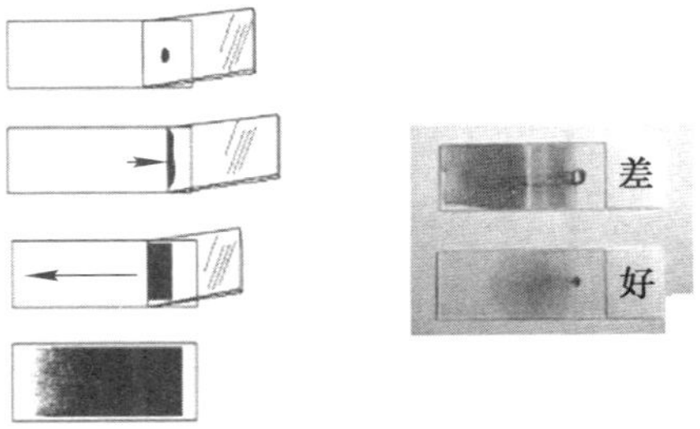

A　　B

图 3–7–1　血涂片的推片过程和方法

A. 推片过程　B. 好的和差的血涂片对比

2. 固定　将晾干的两张血涂片正反面做好标记，浸于 70% 乙醇溶液中固定 5 min，室温下晾干。

3. 三氯醋酸处理　将已固定的两张涂片浸在 90℃的 5% 三氯醋酸溶液中处理 15 min，后置于 1% Na_2CO_3 溶液中，使涂片中性化，再用清水冲洗。

4. 染色和镜检　一张涂片放入 0.1% 酸性固绿染液（pH 2.0 ~ 2.5）中染色 10 ~ 20 min，另一张涂片放入 0.1% 碱性固绿染液（pH 8.0 ~ 8.5）中染色 0.5 ~ 1 h，两片均以清水冲洗，晾干后镜检。

三、结果

在显微镜下观察，可见经酸性固绿染液染色的涂片因胞质和核仁中有酸性蛋白质分布，因此被染成绿色，细胞核中染色质部分未着色。经碱性固绿染液染色的涂片只有细胞核内染色质被染成绿色，说明这是细胞内碱性蛋白质存在的部位。

【思考题】

为什么三氯醋酸处理血涂片是一个很重要的步骤？

【作业】

1. 绘图说明蟾蜍红细胞内酸性蛋白质和碱性蛋白质所在的部位。
2. 简述显示酸性蛋白质和碱性蛋白质的原理。
3. 如果用哺乳动物或人的成熟红细胞进行本实验会出现什么样的结果？为什么？

实验 8 细胞内酸性磷酸酶的显示与观察

【目的要求】

1. 了解原位显示细胞内酸性磷酸酶的一般原理和方法。
2. 熟悉细胞内酸性磷酸酶的一般分布状况。

【实验用品】

1. 实验器具 光学显微镜、剪刀、镊子、小磁盘、载玻片、盖玻片、染色缸、染色盘架、注射器、冲洗瓶。

2. 实验试剂 二氧化碳、生理盐水、蒸馏水、6% 淀粉肉汤、酸性磷酸酶作用液、10% 甲醛 – 钙固定液、2% 硫化铵溶液、甘油明胶封固剂、磷酸缓冲液。

3. 实验动物 小鼠。

【实验内容和方法】

一、实验原理

酸性磷酸酶是细胞中磷酸酶的一种，是一种水解酶，在 pH 5.0 左右时发挥作用，能分解磷酸酯。当同含有磷酸酯的作用底物一起保温时，酸性磷酸酶能分解磷酸酯而释放出磷酸基，并与底物中存在的铅盐结合，形成不溶性的磷酸铅［$Pb_3(PO_4)_2$］沉淀物。但因其是无色的，故须再与黄色的硫化铵作用，形成黄棕色到棕黑色的硫化铅沉淀而被显示出来，由此就能显示酸性磷酸酶在细胞内的存在与分布。

二、方法和步骤

本实验采用小鼠腹腔巨噬细胞为材料，显示酸性磷酸酶。

1. 刺激巨噬细胞 取小鼠 1 只，每日腹腔注射 6% 淀粉肉汤 1 mL，连续注射 3 天。

2. 取腹腔液 在第 3 天注射 3 ~ 4 h 后，再向腹腔注射生理盐水 1 mL，3 ~ 5 min 抽取腹腔液 0.1 ~ 0.3 mL（注射和抽取部位应一致，否则难以抽出）。或将小鼠用二氧化碳窒息处死后（备选方法：颈椎脱臼法处死小鼠，一手用镊子夹住鼠颈，另一手捏住鼠尾，向两端牵拉，使颈椎脱臼）剖开腹腔，用不装注射针头的注射器直接吸取腹腔液（此法可获得较多腹腔液，供多人使用）。

3. 制片 将腹腔液滴一滴于预冷的干净的盖玻片上，立即用牙签涂开，放入 4℃冰箱让细胞自行铺展约 30 min，冷风吹干。如室温低于 20℃时，可自然干燥。

4. 染色 将盖玻片转入盛有酸性磷酸酶作用液的小染色缸中，37℃温育 30 min。蒸馏水中漂洗片刻，取出，直立于吸水纸上吸去多余水分。

5. 固定 放入盛有 10% 甲醛 – 钙固定液的小染色缸中进行后固定 5 min。蒸馏水中漂洗，取出吸去多余水分。

6. 复染　放入盛有 2% 硫化铵溶液的小染色缸中处理 3 ~ 5 min。蒸馏水漂洗。

7. 封片和镜检　滴一滴甘油明胶封固剂于干净的载玻片上，将带水盖玻片有细胞面向下，封固在载玻片上，注意不要产生气泡。或将漂洗过的盖玻片甩干，用 1∶30 的吉姆萨染液染色 15 min，自来水冲去染液，用磷酸缓冲液临时封片。

如作对照实验，可将腹腔液涂片先置 50℃温箱处理 30 min，使酶失去活性，做好标记，同时进行上述步骤。

三、结果

在显微镜下观察，在呈阳性反应的巨噬细胞的细胞质中，出现许多大小不等的棕色或棕黑色的颗粒和斑块，部分细胞内酸性磷酸酶极为丰富，故整个细胞质区域都是黑色沉淀。而对照片中巨噬细胞则呈阴性反应。

【思考题】

细胞中哪种细胞器存在丰富的酸性磷酸酶？显微镜所观察到的黑色沉淀就是该细胞器吗？

【作业】

1. 绘图说明小鼠巨噬细胞内酸性磷酸酶显示的部位。
2. 简述显示细胞内酸性磷酸酶的原理。
3. 进行酸性磷酸酶显示的实验为什么要事先给小白鼠腹腔注射淀粉肉汤？

实验 9　细胞内 DNA 和 RNA 的显示与观察

【目的要求】

1. 了解两种常用的原位显示细胞内 DNA 和 RNA 的方法及其原理。
2. 熟悉细胞内 DNA、RNA 的一般分布状况。
3. 进一步熟悉荧光显微镜的使用方法。
4. 进一步练习血液涂片的制备方法和光学显微镜的使用。

【实验用品】

1. 实验器具　光学显微镜、荧光显微镜、剪刀、镊子、解剖针、小磁盘、载玻片、盖玻片、染色缸、染色盘架、吸水纸、注射器、冲洗瓶、消毒牙签。

2. 实验试剂　乙醚、无水乙醇、70% 乙醇、50% 乙醇、蒸馏水、甲基绿 – 派洛宁染液、纯丙酮、磷酸缓冲液（PBS）、甲醇、吖啶橙染液、甘油 – 水混合液。

3. 实验材料　蟾蜍、鸡血。

【实验内容和方法】

一、甲基绿－派洛宁染液染色

（一）实验原理

细胞经甲基绿－派洛宁染液染色后，细胞内的DNA和RNA呈现出不同的颜色，这是由于两种核酸与其聚合程度不同。在两种染液混染时，两者发生竞争，DNA（为高聚分子）呈双链结构，易与带有两个正电荷的甲基绿结合，显绿色；RNA（为低聚分子）呈单链结构，易与带有一个正电荷的派洛宁结合，显红色。这样就能使细胞中两种核酸的分布显示出来。

（二）方法和步骤

1. 取材和涂片　蟾蜍乙醚麻醉后，取小滴血涂一张血涂片，室温下晾干。

2. 固定　将蟾蜍血涂片放入含70%乙醇的染色缸中固定5～10 min，取出后室温下晾干。

3. 染色　把血涂片平放在染色盘架上，加数滴甲基绿－派洛宁染液于血膜上，染色20～30 min。

4. 冲洗　蒸馏水流水冲洗，用吸水纸吸去涂片上多余水分，但血膜处不可吸得过干。

5. 分化和镜检　将片子在纯丙酮中浸数秒进行分化，晾干，镜检。

（三）结果

在显微镜下仔细观察，可见红细胞的核质被染成绿色，细胞质被染成红色。如能看到核仁，可见也被染成红色。

二、吖啶橙荧光染色

（一）实验原理

吖啶橙（acridine orange，AO）与双链DNA形成发绿色荧光的复合物，还可与单链DNA或RNA形成发红色荧光的复合物。一个AO分子嵌入双链DNA的三个碱基对并发出最大波长为526 nm（激发502 nm）的绿色荧光。一个AO分子与单链DNA或RNA的一个磷酸基相互作用形成聚集或堆叠的结构，此结构发出最大波长为650 nm（激发460 nm）的红色荧光。因此，AO被用来检测双链DNA和单链DNA或RNA。它使利用氩激光激发器或流式细胞仪同时观察和测定DNA和RNA成为可能。

（二）方法和步骤

1. 将生长有培养细胞的玻片条或鸡血涂片用磷酸缓冲液（PBS）洗涤3次，甲醇－乙醚固定10 min，然后自然干燥。

2. 将玻片条依次经无水乙醇、70%乙醇、50%乙醇处理各2 min，最后用蒸馏水充分冲洗。

3. 用吖啶橙染液避光滴染7～8 min，然后用蒸馏水冲洗（吖啶橙染液有毒，操作时要戴手套，注意避光。）。

4. 在PBS（pH 7～7.2）中分色2 min。

5. 甘油－水混合液（1∶1）封片。

（三）结果

在荧光显微镜下观察，用蓝紫光激发滤片，可见细胞核为绿色，细胞质为橙红色，但常因细胞质 pH 的变化而呈棕色至鲜红色。

【思考题】

甲基绿－派洛宁染色时，“丙酮分化”的作用是什么？

【作业】

1. 绘图说明所观察细胞内 DNA 和 RNA 显示的部位。
2. 利用甲基绿－派洛宁染色时，核质、细胞质和核仁之间的染色差异说明什么？
3. 简述两种方法显示 DNA 和 RNA 的原理。

实验 10　细胞内微丝束的显示与观察

【目的要求】

1. 了解细胞化学法显示微丝束的原理。
2. 了解细胞化学法显示微丝束的操作步骤。

【实验用品】

1. 实验器具　光学显微镜、恒温箱、滤纸、镊子、小染色缸、10 μL 移液器。

2. 实验试剂　PBS、1% Triton X-100 溶液（聚乙二醇辛基苯基醚，是一种非离子去垢剂）、M- 缓冲液、3% 戊二醛溶液、0.2% 考马斯亮蓝 R250 染液（非特异性蛋白质染料）、甘油 -PB 液。

3. 实验材料　人成纤维细胞。

【实验内容和方法】

一、实验原理

成纤维细胞用适当浓度的 Triton X-100 液处理，能溶解膜脂及细胞内许多非骨架蛋白，而细胞骨架系统的蛋白质却不被破坏，经固定和考马斯亮蓝 R250 染液染色后，可使细胞骨架蛋白着色，而胞质背景着色弱，有利于细胞骨架纤维的显示。考马斯亮蓝 R250 染液并不能特异地显示微丝，但由于有些骨架纤维（如微管）在该实验条件下不够稳定，又因有些类型的纤维太细，在光学显微镜下无法分辨，因此该方法显示的是由微丝组成的纤维束，直径约 40 nm。

二、方法和步骤

1. 用培养的人皮肤成纤维细胞进行传代培养时，将消毒的盖玻片条放入培养瓶中，当生长在盖玻片条上的细胞分布尚未致密时，取出放在小培养皿中，用 PBS 洗涤 3 次。

2. 将盖玻片条浸在 1% Triton X–100 液中，置 37℃恒温箱处理 15 ~ 20 min，以去掉骨架以外的部分蛋白质。

3. 立即用 M– 缓冲液轻轻洗涤 3 次，每次 3 min，使细胞骨架稳定。

4. 在 3% 戊二醛溶液中固定 10 min，再用 PBS 洗涤数次，用镊子取出盖玻片条，垂直于吸水纸上吸去多余液体。

5. 细胞面向上平放于染色盘架的载玻片上，滴加 0.2% 考马斯亮蓝 R250 染液染色 20 ~ 60 min，自来水冲洗，空气干燥。需长时间保存时可用二甲苯透明，树脂封固，镜检。

三、结果

光镜下可见，在一些充分伸展的成纤维细胞中，分布着许多被染成深蓝色的纤维，这就是由许多微丝集聚成的最大的微丝束，也称张力纤维或张力丝。它们大多沿细胞长轴方向和细胞突起部分分布。在有些呈多角形的细胞中则可见一束束沿不同方向交叉分布的纤维，有的交织成网状结构。

【思考题】

如果实验结果所显示的微丝束不是很清晰，可能是什么原因造成的？

【作业】

1. 在高倍镜下绘制成纤维细胞图，示微丝束。
2. 简述细胞化学法显示细胞内微丝束的原理。

实验 11 免疫荧光技术显示和观察细胞内的中间纤维

【目的要求】

1. 掌握免疫荧光技术显示中间纤维的原理。
2. 初步了解免疫荧光技术显示中间纤维的操作步骤。
3. 进一步熟悉荧光显微镜的使用。

【实验用品】

1. 实验器具　荧光显微镜、盖玻片条、培养瓶、恒温箱、湿盒、滤纸、镊子、小染色缸、10 μL 移液器。

2. 实验试剂　PBS、冷甲醇、冷丙酮、细胞角蛋白 AF–488 标记抗体（Pan Cytokeratin Alexa Fluor 488）、Hoechst 33342 封片剂、甘油 –PB 液。

3. 实验材料　HeLa 细胞。

【实验内容和方法】

一、实验原理

抗原与抗体之间的结合是高度特异的，即某种抗体仅能与刺激其产生的抗原物质相结合，故当发生抗原抗体反应时，可用已知抗体去追踪和鉴定未知的抗原。一般而言，发生在固定组织或细胞内的抗原抗体反应是不可见的，但如将荧光素标记在抗体分子上，就能凭借荧光显微镜，视荧光在某一部位的有无，来判断是否发生了特异的抗原抗体反应及对抗原物质进行定位。

荧光抗体技术的染色方法有直接法和间接法，本实验采用直接免疫荧光染色法显示 HeLa 细胞中角蛋白丝（一种中间纤维）的存在和分布。基本原理是用对应于细胞内的抗原（角蛋白）的特异抗体与体外培养的 HeLa 细胞一起温育，该抗体被荧光素 Alexa Fluor 488 标记，在激发下发出明亮的绿光，可用荧光显微镜直接观察。

二、方法和步骤

1. 在 HeLa 细胞进行传代培养时，将消毒的盖玻片条放入培养瓶中，培养 48 h 后细胞密度达 70% ~ 80% 时，取出盖玻片条进行实验。

2. 将盖玻片条放入盛有 PBS 的小染色缸中漂洗，洗去培养液，然后用滤纸吸去盖玻片条周缘多余的 PBS。

3. 盖玻片条移入盛有冷甲醇（–20℃）的小染色缸中固定 10 min（将染色缸放在冰箱冻结器中），使片上细胞固定。

4. 取出盖玻片条，用滤纸吸去多余甲醇后再放入盛有冷丙酮（–20℃）的染色缸中 5 ~ 10 min。主要是抽提膜脂在膜上打孔，使抗体能自由出入细胞。

5. 取出盖玻片条，吸去多余丙酮。在 PBS 中过一下，再吸去多余 PBS，然后将盖玻片条有细胞的一面向上，水平地放入湿盒中的载玻片上，用移液器滴加 50 μL 抗体（1∶100 稀释）在细胞面上，盖好湿盒，平稳地放入 37℃恒温箱中温育 60 min。

6. 取出盖玻片条，用滤纸吸干抗体液，放入盛有 PBS 的小染缸中换液浸泡 3 次，每次 10 min，以洗去未结合的抗体。

7. 滴一滴 Hoechst 33342 封片剂于载玻片上，将盖玻片条有细胞的一面向下盖上进行封片，防止产生气泡。

三、结果

将标本片置于荧光显微镜下，用高倍镜观察，以蓝光激发。可见 HeLa 细胞胞质内有许多呈亮黄绿色荧光的纤维，即角蛋白丝。它们交织成网状结构，在细胞核周围分布比较多，调节细调螺旋，还可见到核表面附着的角蛋白丝。

【思考题】

如果要显示神经细胞中的中间纤维的分布情况，应该选择哪种蛋白质的抗体进行实验？

【作业】

1. 记录本实验的过程和结果。

2. 为什么通过间接免疫荧光法染色能在荧光显微镜下观察到原来光学显微镜下看不到的中间纤维？

实验 12　超活染色显示和观察细胞内的线粒体

【目的要求】

1. 通过超活染色观察光学显微镜下线粒体的形态和分布。

2. 了解超活染色显示线粒体的原理。

【实验用品】

1. 实验器具　光学显微镜、载玻片、盖玻片、消毒牙签、吸水纸、镊子。

2. 实验试剂　中性红－詹纳斯绿 B 染液。

3. 实验材料　人口腔上皮细胞。

【实验内容和方法】

一、实验原理

超活染色或称体外活体染色，是指使已离体的或刚被杀死的生物体内的活细胞保持活性状态，再用活体染料进行染色的一种方法。

詹纳斯绿 B（Janus green B）可专一性地对线粒体进行超活染色，这是由于线粒体内的细胞色素氧化酶系的作用，使詹纳斯绿 B 染料始终保持氧化状态（即有色状态），呈蓝绿色；而线粒体周围的细胞质中詹纳斯绿 B 被还原成无色的化合物。当用活细胞染色剂中性红共同染色时，可形成颜色反差，使线粒体显示得更清楚。

二、方法和步骤

1. 将载玻片（必须十分清洁）平放在桌上，滴数滴中性红－詹纳斯绿 B 染液于载玻片中央，让其中的乙醇蒸发掉。

2. 用消毒牙签的钝端在自己口腔颊黏膜处稍用力刮取口腔上皮细胞，均匀地涂布在载玻片上的染液中，迅速将盖玻片盖上，四周溢出的染液用吸水纸吸干。

3. 5 min 后用显微镜观察。

三、结果

高倍镜下可见，在被染成浅红色的口腔上皮细胞的胞质中，特别在细胞核周围，分布着许多被染成亮绿色的颗粒状和短杆状的结构，即为线粒体。

【思考题】

实验中为什么要先将中性红 – 詹纳斯绿 B 染液滴于载玻片中央，让其中的乙醇蒸发掉，然后再对口腔上皮细胞进行染色？

【作业】

1. 绘制口腔上皮细胞图，示线粒体。
2. 简述超活染色显示细胞内线粒体的原理。

实验 13　双荧光染色显示和观察细胞内的线粒体和细胞核

【目的要求】

1. 掌握荧光显微镜的使用方法。
2. 了解活细胞荧光染色的方法和原理。

【实验用品】

1. 实验器具　荧光显微镜、水浴锅、载玻片、盖玻片、镊子、消毒牙签。
2. 实验试剂　无荧光镜油、Hoechst 33342– 罗丹明 123 荧光染液。
3. 实验材料　人口腔上皮细胞。

【实验内容和方法】

一、实验原理

一般的生物染料不能穿透细胞膜，只有当细胞被固定后改变了细胞膜的通透性，染料才能进入细胞内。但有些活体染料能进入活细胞，并不对细胞产生毒性作用。荧光染料 Hoechst 33342 和罗丹明 123（rhodamine 123）都是活体染料。Hoechst 33342 能与细胞中 DNA 进行特异的结合，罗丹明 123 能与线粒体进行特异的结合。采用两种荧光染料的混合染液可对一个活细胞的核和线粒体同时染色。另外，有些荧光探针可对细胞内线粒体进行特异标记染色，常用的有 JC–1 和 MitoTracker 染料等。

二、方法和步骤

1. 用牙签在自己口腔颊黏膜处刮取上皮细胞涂于干净载玻片上。

2. 滴一滴 Hoechst 33342– 罗丹明 123 荧光染液（含 0.25 μg/mL Hoechst 33342 和 1 μg/mL 罗丹明 123 的 PBS）于细胞上。

3. 加上盖玻片（注意防止气泡），用指甲油把盖玻片边缘封好。

4. 用正置荧光显微镜观察。

三、结果

先用高倍镜观察细胞核，可见核发蓝荧光。再换滤光镜观察线粒体，在细胞核附近的细胞质中可见一些发红光的圆形和短杆状颗粒分布，即为线粒体。

四、荧光组化实验中应注意的几个问题

1. 荧光显微镜标本所使用的载玻片厚度最好在 1 mm 以下，盖玻片最好在 0.17 mm 以下。标本本身不能太厚，因为发荧光的标本在荧光显微镜下是一个光源，若太厚，所发荧光会相互干涉而不清晰。标本的封固剂应无荧光，无色彩，通常用分析纯甘油磷酸盐缓冲液。用油镜观察时应使用无荧光镜油（如纯檀香油）。

2. 每种荧光染料均有自己的最适 pH，此时荧光最强。当 pH 改变时，不仅荧光强度减弱，波长亦有所改变，因此荧光检测时要在一定 pH 的缓冲液中进行。

3. 一般荧光染色在 20℃以下时荧光比较稳定，温度升高常出现温度猝灭。

4. 在荧光观察中，常因激发光的增强而使样品荧光很快衰竭，造成观察和照相困难。为此最好用能量小的长波长光进行观察，需照相时再适当增强激发光。

5. 一般荧光染液的浓度在万分之一以下，甚至亿万分之一，也能使标本着色。在一定的限度内，荧光强度可随荧光素的浓度增加而增强，但超过限度，荧光强度反而下降，这是荧光分子间的缔合使自身荧光猝灭所致。

6. 在荧光检测中应避免与一些卤酸盐和具有氧化作用的物质（如氨基苯、没食子酸、硝基苯及铁离子、银离子等金属离子）混杂，因这些物质对荧光都有猝灭作用。但低浓度的或弱的氧化剂（如 0.1%～1% 高锰酸钾溶液等）是良好的荧光背景污染消除剂，常可以使背景黑暗，荧光清晰。

【思考题】

除本实验中所使用的荧光染料外，还可以用哪些荧光染料对细胞核和线粒体进行染色？

【作业】

1. 记录实验观察的结果。
2. 简述活细胞双荧光染色显示细胞内线粒体和细胞核的原理。

（陈 费）

数字课程学习

教学 PPT　　自测题　　扩展知识

第四章　细胞生理

细胞作为生物体的基本结构和功能单位会对外界环境的刺激产生不同的反应，细胞生理学（cell physiology）就是研究细胞如何从环境中摄取营养，经代谢获得能量，进行生长、分裂和其他功能活动，以及对环境因子产生反应的学科。

细胞与环境之间的物质交换是细胞最重要的生命活动之一，是通过细胞膜对物质的选择性通透来实现的。细胞膜的物质运输方式可分为两种：一种是小分子和离子的穿膜运输，另一种是大分子和颗粒物质的膜泡运输。本章介绍的巨噬细胞吞噬实验和红细胞溶血实验帮助我们更好地理解细胞膜的特性及物质跨膜运输的方式。细胞划痕实验是利用体外培养细胞研究细胞运动或迁移能力的常用研究方法。另外，通过对草履虫的运动方式、摄食和排泄等生命现象的观察，我们能初步了解单细胞生物的生理活动特点。

实验 14　小鼠腹腔巨噬细胞吞噬活动观察

【目的要求】

1. 通过制片和观察，了解巨噬细胞吞噬异物的基本过程和生物学机制。
2. 初步掌握小鼠腹腔注射给药技术。

【实验用品】

1. 实验器具　光学显微镜、注射器、镊子、载玻片、盖玻片、吸水纸、记号笔。
2. 实验试剂　6% 淀粉肉汤（含 0.3% 台盼蓝）、乙醚。
3. 实验材料　小鼠、0.5% 鸡红细胞悬液。

【实验内容和方法】

一、实验原理

单核吞噬细胞系统（mononuclear phagocyte system）又称单核巨噬细胞系统，是高等动物体内具有强烈吞噬能力的巨噬细胞及其前体细胞（血液中的单核细胞）所组成的一个细胞系统，是机体防御结构的重要组成部分。单核细胞一般为圆形，直径 10 ~ 20 μm；巨噬细胞大小不等，直径 10 ~ 30 μm 或更大，常有伪足，呈多形性。巨噬细胞有圆形或椭圆形的核，胞质中富含溶酶体、线粒体、糙面内质网及其他各种细胞器，细胞表面形成小突起和胞膜皱褶。

巨噬细胞起源于骨髓，经血液进入组织中转化而成，分布于全身各处。当机体受到某些因素损害时（如微生物或其他异物侵入），能招引巨噬细胞，同时巨噬细胞有趋化性，主动向病原体或异物游走，在接触到病原体或异物时，其细胞膜凹陷伸出伪足包围病原体或异物，并发生内吞作用形成吞噬泡，继而细胞质中的初级溶酶体与吞噬泡发生融合，消化分解病原体或异物。

在实验前 2 ~ 3 天，每天给小鼠腹腔注射 6% 淀粉肉汤 1 mL，可使腹腔中有较多的巨噬细胞，以供观察吞噬作用。

二、方法和步骤

1. 取一只注射过淀粉肉汤（含台盼蓝）的小鼠，腹腔注射 0.5% 鸡红细胞悬液 1 mL，轻揉小鼠腹部，使悬液分散。

2. 25 min 后，用二氧化碳窒息法或颈椎脱臼法处死小鼠，迅速剖开腹腔。

3. 把内脏推向一边，用未装针头的注射器贴腹腔背壁处直接抽取腹腔液，进行滴片，每人制备一张临时装片。放置 2 ~ 3 min 后镜检。

三、观察

调节光圈使显微镜视野中光线稍暗些，在高倍镜下可见许多较大的圆形和不规则的细胞，其胞质中含有数量不等的蓝色颗粒（为吞入的含台盼蓝的淀粉肉汤形成的吞噬泡），即为巨噬细胞；还可见少量淡黄色椭圆形有核的鸡红细胞。慢慢移动玻片标本，仔细观察巨噬细胞吞噬鸡红细胞的过程：有的鸡红细胞（1 至多个）紧附于巨噬细胞表面；有的巨噬细胞已将 1 至数个红细胞部分吞入，有的巨噬细胞已吞入 1 个或几个红细胞形成椭圆形吞噬泡；有的巨噬细胞内的吞噬泡已与溶酶体融合正在被消化，体积缩小呈圆形。将所见的处在不同吞噬阶段的巨噬细胞动态联系起来，想一想吞噬作用的全过程。

【思考题】

本实验可以用小牛血清代替淀粉肉汤注射到小鼠腹腔以获得较多的巨噬细胞，为什么？

【作业】

在高倍镜下绘制几个巨噬细胞吞噬鸡红细胞图（处在不同吞噬阶段，示吞噬作用的过程）。

实验 15　单细胞动物——草履虫生理活动观察

【目的要求】

了解草履虫的运动方式及摄食、排泄等生理活动。

【实验用品】

1. 实验器具　光学显微镜、载玻片、盖玻片、棉花纤维、吸水纸。
2. 实验试剂　中性红染液、亚甲蓝染液。
3. 实验材料　草履虫。

【实验内容和方法】

草履虫是最易采集的单细胞动物。它虽然只有一个细胞，却能独立生存并进行一切生理活动，如运动、摄食、消化、排泄和繁殖等。它常生活在腐烂的干草和有腐叶的脏水沟中。用稻草或干莴苣叶水也可培养出草履虫。

1. 用吸管吸取草履虫培养液，滴一滴于载玻片上，放上几根棉花纤维，以减缓草履虫的运动。盖上盖玻片，用吸水纸吸去多余水分制成临时装片。

2. 在低倍镜下观察草履虫的运动方式。注意将光线调得暗一些或利用制好的中央遮光板进行暗视野观察。可见许多形似倒置草鞋底的草履虫，体表密布纤毛，依靠纤毛快速的摆动，使草履虫以其中轴向左旋转，螺旋状前进。如遇阻挡物则试触后即可躲避而改变运动方向。

3. 在盖片一侧滴一滴 1/10 000 的中性红染液，用吸水纸从另一侧吸引进行活体染色。选择运动较迟缓的草履虫，转换高倍镜观察细胞内结构，以及摄食、消化和排泄等生理活动（图 4–15–1）。

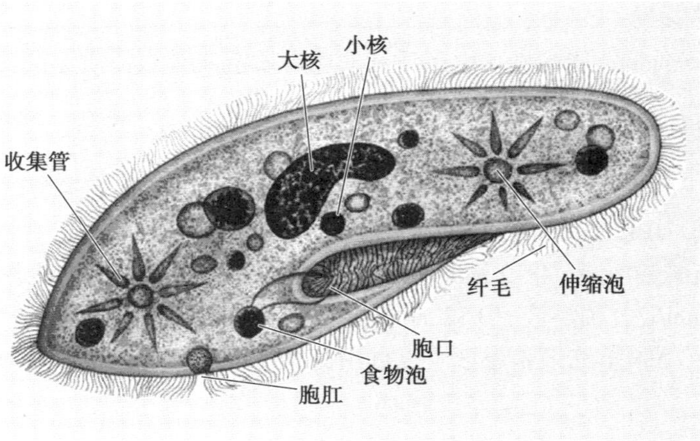

图 4–15–1　草履虫

在草履虫身体前三分之一处有一斜向延伸至身体中部的口沟，口沟的底部为胞口，下接一短管斜向后部而入细胞质，叫胞咽。由于口沟处纤毛的摆动，食物随水流一起经胞口入胞咽，在此进行内吞作用而形成食物泡（即吞噬泡）进入细胞质，由此完成摄食过程。食物泡随细胞质由体后端到前端不停地环流，并与细胞质中的溶酶体融合行使细胞内消化。注意观察会发现草履虫体内的食物泡大小不等，对中性红染液染色显示的颜色不同。较大的食物泡多呈红色（是食物泡刚开始被消化时，酸性水解酶多呈酸性反应所致），当食物逐渐被消化，体积缩小时，泡内酸性减弱，而呈现淡红色，最后为黄色。不被消化的残渣（残质体），环流到身体后侧的胞肛处排出体外，但在不排出时不易见到。

在草履虫身体前、后端三分之一处，各有一个圆形的伸缩泡，其周围放射状排列着 6～10 个收集管，仔细观察，可见两者相互交替收缩，时隐时现。主要功能是排出不断渗入细胞内的水分，以保持体内的水电解质平衡。

4. 在盖玻片一侧滴一滴亚甲蓝染液进行染色，观察细胞核。此时草履虫被杀死，可清楚观察到被染成深蓝色的大、小核，其大核呈肾形，主管生殖；小核呈球形，主管代谢。

【思考题】

1. 草履虫是单细胞生物，它与人体的一个细胞有何异同？
2. 当草履虫停止活动时，常可观察到细胞质向表面凸起成几个大泡，这说明什么？

【作业】

根据你所观察的结果绘制一张草履虫细胞结构图，并标注各结构的名称。

实验 16 溶血作用与红细胞膜的通透性

【目的要求】

了解相对分子质量、脂溶性、电解质和非电解质溶液等与物质穿膜转运的关系。

【实验用品】

1. 实验器具 移液管（5 mL、1 mL）、吸管、橡皮吸球、试管架、试管、记号笔。

2. 实验试剂 0.17 mol/L 氯化钠溶液、0.17 mol/L 氯化铵溶液、0.17 mol/L 硝酸钠溶液、0.12 mol/L 硫酸钠溶液、0.12 mol/L 草酸铵溶液、0.17 mol/L 醋酸铵溶液、0.32 mol/L 葡萄糖溶液、0.32 mol/L 甘油溶液、0.32 mol/L 乙醇溶液、0.32 mol/L 丙醇溶液、蒸馏水。

3. 实验材料 5% 羊红细胞悬液（也可用兔红细胞悬液、大鼠红细胞悬液或小鼠红细胞悬液）。

【实验内容和方法】

一、实验原理

将红细胞置于各种等渗液中，根据红细胞对各种溶质的通透性不同，有的溶质分子可透入，有的溶质分子不能透入，即使能透入，速度也各有差异。若溶质分子进入红细胞使其分子浓度增加，结果导致水的摄入，红细胞膨胀到一定程度时，细胞膜破裂，血红素逸出，发生细胞溶血。此时，光线较容易通过溶液，原为不透明的红细胞悬液突然变成红色透明的血红蛋白溶液。由于溶质透入速度不同，溶血时间也不同。因此，可通过溶血作用来测量各种物质通透性的差别。

二、方法和步骤

1. 先轻轻振摇一下盛有制备好的羊血红细胞悬液的小瓶，观察悬液的特点，为一种不透明的红色液体。

2. 观察羊红细胞在低渗溶液中发生的溶血现象。取试管一支，加入 0.3 mL 羊红细胞悬液，再加 3 mL 蒸馏水，注意观察溶液的颜色变化。可见溶液由不透明的红色（隔着它不能看到纸条上的字）变成红色澄清液（此时可清楚看到纸条上的字），即已发生溶血。

3. 观察羊红细胞对各种物质的通透性

（1）取试管一支，加入 0.3 mL 羊红细胞悬液，再加入 3 mL 0.17 mol/L 氯化钠溶液，振摇混匀，隔着试管看纸条，注意有否发生溶血现象，为什么？

（2）取试管一支，加入 0.3 mL 羊红细胞悬液，再加入 3 mL 0.17 mol/L 氯化铵溶液，以同样方法注意观察有无发生溶血现象。若发生溶血，记下时间（自加入 3 mL 0.17 mol/L 氯化铵溶液到溶液变成红色澄清液所需时间）。

（3）分别将其他 8 种等渗溶液按上述方法进行实验并观察记录结果。

【思考题】

要使得到的溶血时间结果具有可比性，实验操作中应该特别注意哪些环节？

【作业】

将红细胞通透性的实验结果列表填于实验报告上。列表项目：编号、溶液种类、是否溶血及时间，并对结果进行分析。

实验 17　培养细胞的迁移运动

【目的要求】

1. 掌握划痕实验的原理和方法。
2. 观察细胞的运动现象。

【实验用品】

1. 实验器具　6 孔培养板、移液器、200 μL 移液器枪头、倒置显微镜、CO_2 培养箱。
2. 实验试剂　PBS（pH 7.4）、基础培养液、完全培养液。
3. 实验材料　贴壁细胞（如 HeLa 细胞）。

【实验内容和方法】

一、实验原理

细胞在胞外信号（如趋化因子）的激活或引导下发生整体定向位移的现象称为细胞迁移（cell migration），也叫作细胞爬行、细胞移动或者细胞运动。迁移过程包括细胞前缘伪足伸出、新的黏附建立、细胞体的迁移和细胞后缘回缩。细胞迁移是多细胞生物发育和存活的关键生物学过程，是活细胞普遍存在的一种运动形式。胚胎发育、血管生成、伤口愈合、免疫反应、炎症反应、动脉粥样硬化、肿瘤转移等过程中都涉及细胞迁移。检测体外培养细胞迁移的常用方法主要有划痕法、Transwell 培养小室法、实时追踪细胞轨迹法和高通量细胞芯片法等。划痕法和 Transwell 培养小室法操作简单，且不需要特殊仪器，因而在细胞运动的研究中被普遍采用。

细胞划痕实验（scratch assay）是一种模拟体内细胞横向迁移过程的常用实验方法，用于研究细胞迁移和组织修复。当细胞长到融合成单层状态时，用微量枪头或其他硬物在融合的单层细胞上人为制造一个空白区域，称为“划痕”。划痕边缘的细胞之间接触被打破，生长因子分泌增加，细胞通过加速增殖和迁移逐渐进入空白区域，进而使“划痕”愈合。为排除或尽最大可能降低细胞增殖对划痕实验中细胞迁移能力检测结果的影响，在划痕后多采用无血清或极低浓度血清进行细胞培养，随后通过显微镜观察并拍照，再分析划痕被填补的速度，以此判断细胞的生长迁移能力。因该过程类似体外伤口愈合过程，又名伤口愈合实验（wound healing assay），可用于观察药物、基因等因素对细胞迁移、修复和相互作用的影响。

二、方法和步骤

1. 使用直尺和记号笔在 6 孔培养板背面至少画 3 条等距平行线，各平行线间的间距为 0.5 ~ 1 cm（图 4-17-1）。

2. 接种细胞。按细胞传代培养的方法制备细胞悬液。细胞计数后在上述 6 孔培养板中接种细胞，至少接种 3 个复孔。注意保证每组细胞接种密度一致，一般在孔内接种

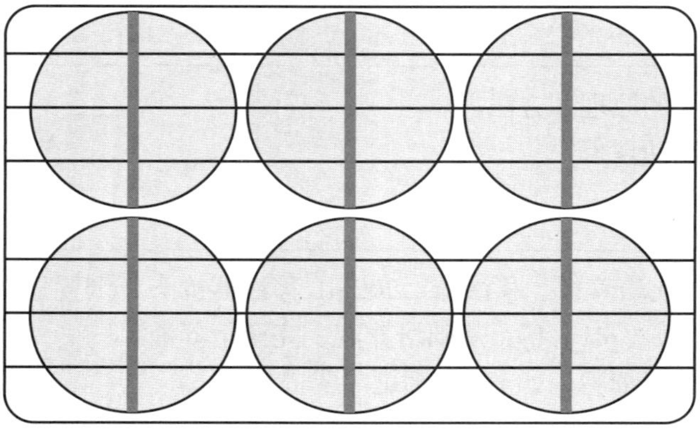

图 4-17-1　孔板划痕画线示意图（横线为马克笔画线，竖线为划痕）

（5 ~ 10）× 10^5 个细胞（可根据细胞的生长快慢调整起始接种数量）。37℃，95% 湿度，5% CO_2 培养箱中培养。

3. 待细胞生长形成单层时，使用 200 μL 移液枪枪头，垂直于孔板并均匀移动枪头形成划痕，使划痕与标记线垂直相交（可使用直尺辅助）。

4. 用无菌 PBS 清洗细胞表面 3 次，去除划下的细胞。倒置显微镜下观察，同时拍照，记录划痕区域的相对距离。加入基础培养液或低血清（ <2%）培养液，于 37℃，5% CO_2 培养箱培养。

5. 在适当的时间点，如划痕后 6、12、24、48 h（t 时刻）取出细胞，在显微镜下观察并拍照（图 4–17–2）。

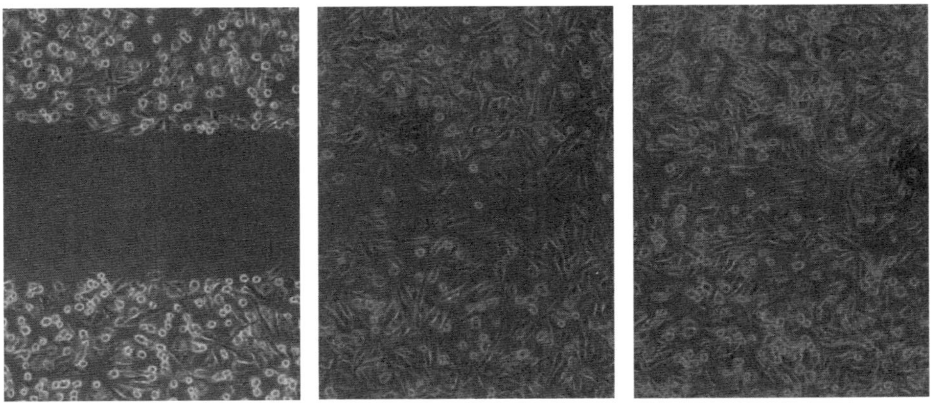

图 4–17–2　显微镜下三阴性乳腺癌 BT–549 细胞划痕和迁移图像

（贵州医科大学周静供图）

6. 用 Image J 软件分析图片，计算细胞迁移率。

7. 数据处理

细胞迁移率（%）=（初始划痕面积 – t 时刻最终划痕面积）/ 初始划痕面积 × 100%

细胞迁移率（%）=（初始细胞间距离均值 – t 时刻细胞间距离均值）/ 初始细胞间距离均值 × 100%

【注意事项与常见问题】

1. 注意细胞生长状况，选择适当的细胞接种密度，对不同的细胞要观察其贴壁率等，保证培养终止时密度适当。

2. 细胞的选择需要考虑细胞自身的迁移能力，一般选择迁移能力强的细胞，而且对无血清的环境有较强的忍受力（至少 24 h）。

3. 6 孔培养板背面标记线与垂直划痕形成的交叉点可作为固定的检测点，以方便观察。

4. 确保培养板内细胞为单细胞层。

5. 造成划痕时枪头要垂直，用力要均匀。注意保持划痕区域边缘的平整。

6. 在用 PBS 缓冲液冲洗时，注意贴壁慢慢加入，以免冲散单层贴壁细胞，影响实验拍照结果。

【思考题】

1. 细胞划痕后，使用无血清培养基的目的是什么？

2. 试设计一个实验方案，检测某种药物在不同浓度下对细胞迁移的影响。要注意设计原则，排除细胞增殖和死亡对结果的干扰。

【作业】

测量 0、6、12、24 h 划痕面积，计算细胞迁移率。

（刘 萍）

数字课程学习

教学 PPT　　自测题　　扩展知识

第五章　细胞培养技术

细胞培养（cell culture）是指从生物体内取出组织或细胞，在体外模拟体内生理环境，在无菌、适当温度和一定营养条件下，使之生存、生长和繁殖，并维持其结构和功能的方法。由于体外培养的细胞其结构和功能接近体内情况，便于使用各种技术和方法进行研究，并能在较长时间内直接观察细胞生长、发育、分化过程中的形态和功能变化，而且可同时提供大量生物学性状相似的细胞作为研究对象，因此，细胞培养已经成为现代医学研究中一项非常重要的技术。但是，细胞培养作为一种研究技术也有其局限性，主要是细胞离体以后失去与其周围环境的密切关系，其生物学性质必然会发生某些改变，该因素也不可忽略。

细胞培养技术已广泛地应用于生物学的各个领域，如细胞生物学、分子生物学、遗传学、药理学、免疫学、细胞工程、老年学、肿瘤学和病毒学及临床学科基础研究，并取得了丰硕成果。

细胞培养不但是一门技术，而且是一门科学，它有自己的基本理论、基本知识和基本方法。为了使学生更好地掌握这门技术，在本章中主要介绍以下内容：细胞培养的基本原理与技术，细胞的原代培养和传代培养，培养细胞的一般观察方法，培养细胞增殖动力学检测方法和培养细胞的冻存技术等。

实验 18　细胞的原代培养和传代培养

【目的要求】

1. 了解细胞原代培养、传代培养的基本方法和操作过程。
2. 初步掌握培养过程中的无菌操作技术。
3. 掌握在倒置相差显微镜下观察培养细胞的形态和生长状况。

【实验用品】

1. 实验器具　超净工作台、恒温培养箱、普通光学显微镜、倒置相差显微镜、水浴箱、离心机、解剖剪、眼科剪、镊子、小烧杯、15 cm^2 培养瓶、离心管、表面皿、细胞冻存管（1 mL）、吸管、血细胞计数板、吸管橡皮头、橡皮瓶塞、酒精灯、酒精棉球、换药碗、记号笔。

2. 实验试剂 PBS、RPMI 1640 培养液（含小牛血清和青霉素、链霉素）、0.25% 胰蛋白酶溶液、75% 乙醇溶液。

3. 实验动物和实验材料 新生乳鼠、人宫颈癌细胞（HeLa 细胞）或中国仓鼠卵巢细胞（CHO 细胞）。

【实验内容和方法】

细胞培养可分为原代培养和传代（继代）培养。直接从生物体内获取细胞进行首次培养称为原代培养（primary culture）；当培养的细胞增殖达一定程度后，则需要做再培养，即将培养的细胞分散后，从一个容器中以 1∶2 或其他比率转移到另一个容器中扩大培养，为传代培养（passage culture）。传代培养的累计次数就是细胞的代数。

一、无菌操作的要领和要求

细胞培养是一种程序复杂、要求严谨的实验技术。要使细胞在体外长期生存，必须模拟体内环境，提供细胞存活所必需的条件，如水、无机盐、氨基酸、维生素、葡萄糖、生长因子（growth factor）等物质，以及适宜的温度、渗透压、pH 等。细胞培养用品的清洗、培养用液的配制、除菌等均有严格的要求，特别是无菌操作，是细胞培养成败的关键。

在细胞培养中防止污染是决定培养成功或失败的首要条件。体外培养细胞缺乏抗感染能力，所以在一切操作中要努力做到最大限度的无菌，防止污染。为达到这一要求，所有工作要进行得有条不紊和安全可靠。

1. 培养前的准备 培养前应做好用品的充分准备工作，根据实验的要求进行物品清点包装，注明标签后灭菌、烤干备用。根据实验内容的要求收集好已消毒的所需用品，清点无误后置于超净工作台内，这样可避免操作开始以后由于用品不全、往返取物而增加污染机会。

2. 超净工作台的消毒 打开紫外线杀菌灯照射消毒 20 ~ 30 min，然后关闭紫外灯打开风机，流入的空气是经过除菌板过滤的空气，这样工作台内可保持无菌环境。为防止培养细胞和培养液等受到紫外线照射，消毒前应预先放在带盖容器内或在操作时随手携入。

3. 着装 在细胞培养室的缓冲间内洗手、穿无菌服、戴无菌帽和口罩，然后戴上医用乳胶或丁腈手套。操作前，可以用喷壶向手套喷洒 75% 乙醇或者用酒精棉球擦拭手套，以保证手部的洁净。

4. 火焰消毒 酒精火焰周围被认为是最安全的无菌区域，玻璃吸管、玻璃材质的培养瓶瓶口的过火也被认为可以有效降低污染风险。但是目前使用最多的是塑料材质的无菌吸管和培养瓶，不能灼烧，所以酒精灯的使用也显得不是特别必要，所以酒精灯可根据环境的无菌程度做选择性使用。

5. 无菌培养操作 进行细胞培养操作时，动作要准确敏捷，但又不能太快，以防空气流动，增加污染机会。不能用手触及器皿的无菌部分，如已接触，要更换或用火焰烧灼触及部位。为拿取方便，工作台面上的实验用品布局要合理，原则上为右手使用方便的用品放在右侧，左手用品放在左侧。培养用液不要过早开瓶，不要长时间直立暴露开口，以免增加污染机会。吸取不同培养用液时，应分别使用不同的吸管，以防扩大污染或增加混淆不同细胞的机会。

二、细胞原代培养

原代培养是获取细胞，建立各种细胞系的第一步，是从事细胞培养工作最基本的技术。原代培养方法很多，最基本的有两种：单层细胞培养法（monolayer culture）和组织块培养法（explant culture）。

（一）单层细胞培养法

所有组织中都含有一定量的细胞间质（纤维、基质等），妨碍细胞生长。用酶消化能除去间质，使组织松散，容易分离成单个细胞或较小的细胞团，接种后细胞容易生长。

1. 培养用品消毒后，摆放在超净工作台内，紫外线消毒，做好洗手等准备工作。

2. 点燃酒精灯，用品按拿取方便的原则布置，并安装吸管胶头等。

3. 取材　每组取新生乳鼠一只，采用颈椎脱臼法处死，然后把整个小鼠浸入盛有75% 乙醇溶液的烧杯中 2 ~ 3 s，随即携入超净台内将其取出置于消毒的培养皿中。打开消毒器械包，用镊子提起小鼠腹部皮肤，用解剖剪剪开腹腔和胸腔，并剪去部分胸壁以充分暴露胸腔。再用另一镊子轻轻夹起粉红色肺组织将其剪下，或在腹腔背壁脊柱两侧取出肾，放入另一培养皿中。用吸管吸取 PBS 加入培养皿中清洗 3 次去掉血污。然后将肺组织或肾剪成几块，再用 PBS 漂洗，去净血液为止。每次洗下的 PBS 倒入换药碗中。

4. 消化　将洗净的组织块移入无菌青霉素小瓶中，用眼科剪反复剪切成 0.5 mm^3 大小的块为止。加入 5 ~ 8 倍体积的 0.25% 胰蛋白酶溶液（pH 7.4 ~ 7.8），盖好橡皮塞，置于37℃水浴中消化 20 ~ 30 min，消化时每隔 5 min 振摇一次，使组织块散开。当组织块变得疏松，颜色略变白时，从水浴中取出，在超净工作台中用吸管反复吹打，使大部分组织块分散成小细胞团或单个细胞状态，加入 1 ~ 2 mL 培养液以终止消化。静置片刻，让未被消化完的组织块自然下沉，然后将上层细胞悬液移入无菌离心管中备用。

5. 离心和计数　将离心管做好标记，平衡后以 800 ~ 1 000 r/min 离心 5 ~ 10 min，在超净台内吸去上清液，加入 3 mL 培养液，用吸管轻轻吹打混匀后取样计数。根据计数结果调整细胞浓度为 5×10^5/mL。

6. 接种培养　每个 15 cm^2 培养瓶接种 1 mL 细胞悬液，再添加 4 mL 培养液，轻轻混匀后盖紧瓶塞，标上名称、组号和日期，在倒置相差显微镜下观察细胞分散情况后，置37℃恒温培养箱中密闭培养。也可以接种在 24 孔培养板或螺旋口培养瓶内，置 CO_2 培养箱中开放培养（单层细胞培养接种浓度一般为 1×10^5/mL ~ 1×10^6/mL 细胞悬液，可根据不同类型细胞和实验要求来确定接种浓度）。

7. 观察　接种后每天要对培养的细胞做常规观察，注意有无污染、pH 变化（培养液颜色变化）等情况。如发现培养液变为柠檬黄色且显混浊，表明已被污染，细胞也就不易贴壁生长而逐渐死亡。如培养液变成紫红色，可能是培养瓶有裂口或瓶塞漏气、CO_2 逸出或细胞生长不良有大量死亡。如培养液为橘红色，一般说明细胞生长状态良好。正常情况下，接种 24 h 后，可见到许多细胞贴壁（由圆形悬浮状态延展成短梭状）。培养 3 ~ 4 天后，细胞生长繁殖旺盛，数量增加，并可见细胞形成孤立小片（细胞岛），细胞结构清晰，颗粒少，界限清楚。由于细胞生长旺盛，代谢产物不断堆积，CO_2 增多，培养液逐渐变酸呈黄色，但液体仍澄清，此时可换液一次。7 ~ 10 天后细胞已基本铺满瓶壁形成致密单层，这时可进行传代培养。

（二）组织块培养法

组织块培养是常用的、简便易行和成功率较高的原代培养方法。把组织切割成0.5～1 mm^3的小块后，由于组织块体积很小，在不加任何黏着剂的情况下，它们也能直接贴附于瓶壁上。然后细胞自组织块边缘向外长出，形成生长晕，最后连接成片形成单层细胞。此方法程序比较简单，是当前各培养室常用的方法。

1. 取材　从动物体内取材的方法与单层细胞培养取材相同。将取出的组织（肝、肾或肺）移入无菌的培养皿中，用PBS冲洗，去除血污。然后移入无菌青霉素小瓶或表面皿中，用眼科剪将组织反复剪成0.5～1 mm^3的小块，再用吸管加2～3滴RPMI 1640培养液，用吸管轻轻吹打，使组织块悬浮在培养液中。

2. 接种　用吸管分次吸取组织块悬液（吸取时注意让组织块吸在吸管端部，以免吸得过高，黏附管壁，浪费组织块），将其均匀排在培养瓶底壁上，翻转培养瓶，加入2～3 mL培养液，塞紧瓶塞，做好标记置于37℃恒温培养箱中2～3 h后，待组织块略干燥能牢固粘贴于瓶壁上，再缓慢将培养瓶翻转，使培养液浸泡组织块，继续静置培养。

3. 观察　组织块静置培养2～3天后，每天小心取出培养瓶置于倒置相差显微镜下进行观察（注意尽量少振动培养瓶，以免组织块脱落）。注意有无污染，已贴壁的组织块边缘有无细胞“长”出。一般最先“长”出的是形态不规则的游走细胞，接着“长”出成纤维细胞或上皮细胞。所谓“长”实际上是从组织块移行出来的细胞，尚很少有细胞分裂，之后逐渐出现细胞分裂，细胞数量增多，在组织块周围形成较大生长晕。随之细胞生长较快，可根据培养液颜色变化，补加和更换营养液，同时注意吸除漂浮的组织块。细胞生长良好时，10～15天可长成致密单层，这时可进行传代培养。

三、细胞传代培养

大多数细胞在体外培养时能贴附在支持物表面生长，称贴附生长型细胞。少数种类的细胞在培养生长时不贴附于支持物上，而呈悬浮状态生长（如某些癌细胞和血液中的白细胞），称悬浮生长型细胞。在体外，这两种不同生长类型的细胞传代方式不同：贴附生长型细胞用酶消化法传代，而悬浮生长型细胞用直接传代法或离心法传代。

（一）贴附生长型细胞的传代培养

1. 洗涤　取已长成或接近长成致密单层的HeLa细胞（或原代培养细胞），倒去培养液，加入2～3 mL PBS，轻轻震荡漂洗细胞后倾去，以去除残留的血清和衰老脱落的细胞及其碎片。

2. 消化　加入适量（盖满细胞层表面即可）0.25%胰蛋白酶溶液，室温下（或37℃）消化2～3 min后。翻转培养瓶，肉眼观察见细胞单层中出现针孔大小空隙时即可倒去消化液；或在倒置相差显微镜下观察细胞单层，待细胞成片地收缩，出现许多空隙时倒去消化液（如消化程度不够可延长消化时间）。再加PBS轻轻洗一遍后倾出或直接进行下一步操作。

3. 接种　在培养瓶中加入3 mL培养液以终止消化。用吸管吸取瓶中培养液反复冲洗瓶壁上的细胞层，直至全部细胞被冲下，轻轻吹打混匀，制成单细胞悬液，按1∶2或1∶3分配，接种到2～3个培养瓶内，再向各瓶补加培养液到5 mL。也可以取细胞悬液计数，分别按所需要的细胞浓度接种到其他的培养瓶中，再补足培养液进行培养。

如果在酶消化过程中，见细胞大片脱落，表明消化过度，此时则不能倒掉胰酶（以免丢失细胞），而是要立刻向瓶中加入 2～3 mL 培养液，终止消化，用吸管吹打混匀后，将细胞悬液转移至无菌的离心管中，盖上盖子，然后置于离心机中 800 r/min 离心 5 min，随后弃上清，再向离心管中加入 2～3 mL 培养液，用吸管吹打成单细胞悬液后，再将其分别接种于 2～3 个新的培养瓶中，然后补加适量的培养液，完成细胞的传代。

原代培养的细胞首次传代时，接种细胞数量要多一些，以使细胞尽快适应新环境，有利于细胞生存和增殖。随消化分离下来的组织块也可一并传入新的培养瓶。

4. 观察　细胞传代后，每天应对培养细胞进行观察，注意有无污染、培养液的颜色变化、细胞贴壁、生长情况等。若细胞贴壁存活则称为传了一代。

（二）悬浮生长型细胞的传代培养

因悬浮生长型细胞不贴壁，故传代时不必采用酶消化法，而可直接传代或离心收集细胞后传代。

1. 直接传代　即让悬浮细胞慢慢沉淀在瓶底后，将上清液吸掉 1/2～2/3，再用吸管吹打形成细胞悬液后传代。

2. 离心传代

（1）在超净工作台内用小吸管（弯头）将培养瓶中的细胞吹打均匀，尤其是将那些半贴壁的细胞吹打起来。

（2）将细胞悬液吸入离心管中，盖紧胶盖，与另一离心管平衡后置离心机中 800～1 000 r/min 离心 5 min。

（3）回到超净工作台操作，弃上清液，加入适量新培养液，用吸管混匀，制成悬液。

（4）按 1∶2 或 1∶3 分配传代培养。也可以计数后根据所需要的细胞浓度传至新准备的培养瓶或培养皿中，放入恒温箱中继续培养。

【思考题】

1. 细胞培养过程中，培养液为什么会变为酸性？如果这时不换培养液，将会出现什么情况？

2. 细胞培养过程中如何防止污染是一个很重要的问题。结合整个实验操作，你认为哪几个步骤是关键？

【作业】

根据自己的操作实践写出细胞原代和传代培养的实验记录（包括逐日对细胞进行观察的结果的描述）。如培养未成功，应记下并分析原因。

实验 19　体外培养细胞的观察、计数与存活率测定

【目的要求】

1. 了解培养的哺乳动物和人体细胞的一般形态和生长状态。

2. 掌握细胞计数和存活率测定的基本方法。

3. 练习使用倒置相差显微镜观察培养细胞。

【实验用品】

1. 实验器具　普通光学显微镜、倒置相差显微镜、血细胞计数板、吸管、试管。

2. 实验试剂　0.4% 台盼蓝染液、0.25% 胰蛋白酶溶液、PBS、无水乙醇。

3. 实验材料　中国仓鼠卵巢细胞（CHO 细胞）、人皮肤成纤维细胞、人羊膜细胞（WISH 细胞）、仓鼠成纤维细胞（Wg3h 细胞）、人宫颈癌细胞（HeLa 细胞）。

【实验内容和方法】

一、培养细胞的观察

（一）单层培养细胞的生长过程

从细胞接种到下一次传代再培养的一段时间称为一代。单层培养的细胞从培养开始，要经过生长、繁殖、衰老和死亡的连续过程，可将其分为 5 个时期，即游离期、吸附期、繁殖期、维持期、衰退期，但各期间无绝对的界限。一般在对数生长期进行传代，以保持传代细胞良好的生长增殖活性。

1. 游离期　细胞经消化分散后，由于原生质收缩和表面张力及细胞膜的弹性，细胞变成圆形，折光性强，呈悬浮状态，此期可延续数小时。

2. 吸附期　单细胞悬液静置培养一段时间（不同细胞所需的时间不同），由于细胞的附壁特性，开始贴壁，24 h 后大部分细胞均已贴壁，圆形细胞变成延展状态，细胞立体感强，细胞质颗粒少而透明。

3. 繁殖期（生长期）　此时细胞快速生长和分裂（可见许多折光性强的圆形细胞），细胞数目多，由几个细胞形成细胞岛（由少数细胞紧密聚集而呈现的孤立细胞群），再到形成良好的细胞单层。此期细胞形态为多角形（呈现上皮样细胞的特征），细胞透明，颗粒少，细胞间界限清楚，可见到细胞核。根据细胞所占瓶壁有效面积的百分率，又可将其生长状态分为 4 级，常以“+”多少表示：

+：细胞占瓶壁有效面积的 25% 以内。

++：细胞占瓶壁有效面积的 25% ~ 75%。

+++：细胞占瓶壁有效面积的 75% ~ 95%，并具有新生细胞。细胞排列致密，但仍然有空隙。

++++：细胞占瓶壁有效面积的 95% 以上，细胞已长满或接近长满单层，细胞致密，透明度好。

从 ++ 到 ++++ 为细胞对数生长期。

4. 维持期　细胞形成良好单层后，生长和分裂速度开始减慢，折光性强的圆形细胞减少，逐渐停止生长（即出现密度抑制现象）。此时细胞界限逐渐模糊，细胞内颗粒增多，透明度降低，立体感较差，由于细胞代谢物的积累，CO_2 增多，培养液逐渐变黄。

5. 衰退期　当细胞形成致密单层后，由于营养的缺乏，代谢物积累，细胞内颗粒进一步增多，透明度更低，立体感很差。最后细胞皱缩，细胞质出现空泡，逐渐衰老死亡，从瓶壁上脱落下来。

（二）培养细胞的形态分类

人和动物体内的细胞有着复杂的形态结构和功能，当它们离体后在体外培养时，由于脱离了体内特定的环境，形态上往往表现单一化。而且供体年龄越幼小，这种现象越明显，并能反映其胚层起源。体外培养细胞根据它们是否附在支持物上生长的特性，可分为悬浮生长型和贴附生长型两大类。贴附生长型细胞根据其形态大致分为成纤维型、上皮型、游走型和多形型四种类型。

1. 贴附生长型细胞　这类细胞在培养时能贴附在支持物表面生长，大多数培养细胞呈贴附生长，只有在贴附状态下才能生长的细胞称贴附生长型细胞。当细胞贴附在支持物上生长之后，它们在体内原有的特征与细胞分化现象常变得不明显。在形态上表现单一，并常反映其胚层起源，类似“返祖现象”。如来源于内、外胚层的细胞多呈上皮型，来自中胚层的细胞则多呈成纤维型。这种现象与供体的年龄有密切关系，原供体越幼小则“返祖现象”越明显，并与细胞分化有关。因此在判断培养细胞形态时，很难再按体内细胞标准确定，仅能大致作如下分类。

（1）成纤维型细胞　因细胞形态与体内成纤维细胞的形态相似而得名（图 5-19-1A）。细胞体呈梭形或不规则三角形，中央有卵圆形核，胞质向外伸出 2 ~ 3 个长短不同的突起。细胞在生长时多呈放射状、火焰状或漩涡状走行。除真正的成纤维细胞外，凡是起源于中胚层间充质的细胞，如心肌细胞、平滑肌细胞、成骨细胞、血管内皮细胞等常呈该类形态。另外，在培养中凡细胞形态与成纤维细胞类似者，皆可称之为成纤维型细胞。因此，细胞培养中的成纤维细胞一词是一种习惯上的称法，与体内细胞不同。

（2）上皮型细胞　这类细胞呈扁平不规则多角形，呈铺路石样镶嵌排列。当细胞快速增殖时，整块上皮膜随之移动，处于上皮膜边缘的细胞多与膜相连，很少脱离细胞群单独活动（图 5-19-1B）。起源于内、外胚层的细胞，如皮肤表皮细胞及其衍生物，消化道、肝、胰和肺泡上皮等处的细胞培养时，皆呈上皮型形态。上皮型细胞生长时，尤其是起源于外胚层的细胞，细胞之间常出现“拉网”（netting）现象，即在构成上皮膜状生长的细胞群中，一些细胞常互相分离卷曲，致使上皮细胞膜中形成网眼状空洞。拉网的形成可能与细胞分泌透明质酸酶有关。

（3）游走型细胞　细胞在支持物上散在生长，一般不连接成片。细胞质经常伸出伪足或突起，做活跃的游走或变形运动，速度快且不规则（图 5-19-1C）。此类细胞不很稳定，有时亦难和其他型细胞相区别。在一定的条件下，由于细胞密度增大连接成片后，可呈类似多角形，或因培养基化学性质变动等，也可呈成纤维型细胞形态。

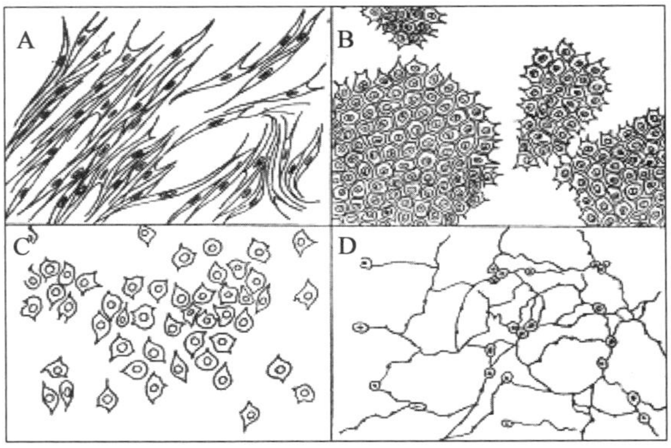

图 5-19-1　贴附生长型细胞的形态

A. 成纤维型　B. 上皮型　C. 游走型　D. 多形型

（4）多形型细胞　除上述三型细胞外，还有一些组织细胞，如神经组织的细胞等，难以确定它们规律的形态，可统归入多形型细胞（图 5-19-1D）。

2. 悬浮生长型细胞　有的细胞在培养时不贴附于支持物上，而呈悬浮状态生长，如淋巴细胞、白血病细胞、骨髓瘤细胞等。细胞悬浮生长时，胞体为圆形，观察时须待其沉降至瓶底才能看清其形态和状况。此类细胞悬浮在培养液中生长，生存空间大，容许长时间生长，能繁殖大量细胞，便于传代和做细胞代谢研究。

对体外培养细胞分类，主要根据细胞在培养中的表现及描述上的方便而定。当细胞处于较好的培养条件时，形态上具有相对的稳定性，在一定程度上能反映细胞的起源，正常和异常（恶性）也能区别开来，故可用作判定细胞生物学性状的一个指标或依据。但必须意识到，它也可受很多因素的影响而发生变化，如上皮细胞在接种后不久，因细胞数量较少，细胞可能呈星形或三角形。只有当细胞数量增多后，多角形态特点和上皮膜状结构才逐渐变得明显起来。另外，贴附生长型和悬浮生长型也不是绝对一成不变的。当细胞发生转化后，细胞形态变化更大，如成纤维型细胞转化后可变成上皮型细胞形态。另外，一些类型相同的细胞之间，如癌细胞等，也难以在形态上看出有什么明显区别。

二、培养细胞的计数

在细胞培养过程中，细胞悬液制备后，需要进行细胞计数，以确定细胞接种浓度和数量，了解细胞存活率和增殖度。细胞计数一般用血细胞计数板，按白细胞计数方法进行计数。

1. 计数板处理　用无水乙醇或 95% 乙醇溶液冲洗计数板后，用绸布擦净，另擦净特制盖片一张，把盖片覆在计数板上面。

2. 加细胞悬液　用无菌细口吸管吸取一滴细胞悬液（细胞悬液也可先进行稀释，计算时应乘以稀释倍数），从计数板边缘缓缓滴入，使之充满计数板和盖片之间的空隙中，注意不要使液体流到旁边的凹槽或带有气泡，否则要重做。该吸管加完样后不能再用（图 5-19-2）。

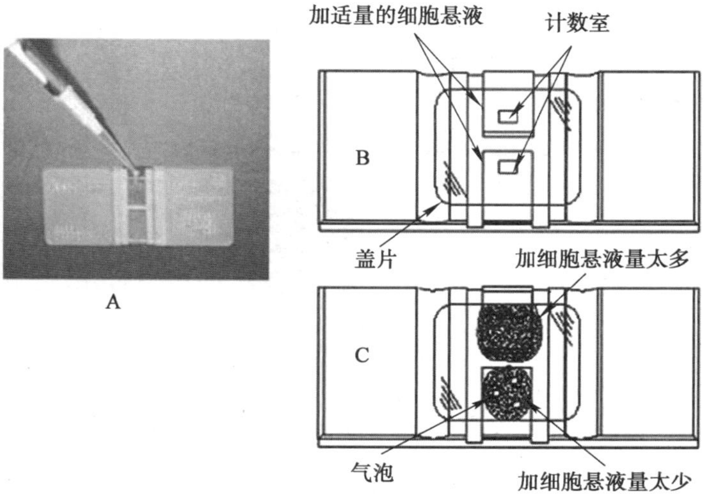

图 5-19-2　血细胞计数板的使用

A. 加细胞悬液方法　B. 正确加样　C. 不正确加样

3. 计数　稍候片刻，将计数板放在低倍镜下（10×10 倍）观察计数。

4. 计数方法　按图 5-19-3 计算板的四角大方格（每个大方格又分为 16 个小方格）内的细胞数。计数时，只计数完整的细胞，如聚成一团的细胞则按一个细胞进行计数。在一个大方格中，如果有细胞位于线上，一般计上线细胞不计下线细胞，计左线细胞不计右线细胞。两次重复计数误差不应超过 5%。

5. 计数的换算　计完数后，需换算出每毫升悬液中的细胞数。由于计数板中每一方格的面积为 1 mm^2，高为 0.1 mm，这样它的体积为 0.1 mm^3。由于 1 mL=1 000 mm^3，所以每一大方格内细胞数 ×10 000= 细胞数 /mL，故可按下式计算：细胞悬液细胞数 /mL=4 个大格细胞总数 /4×10 000。如计算前已稀释，可再乘稀释倍数。

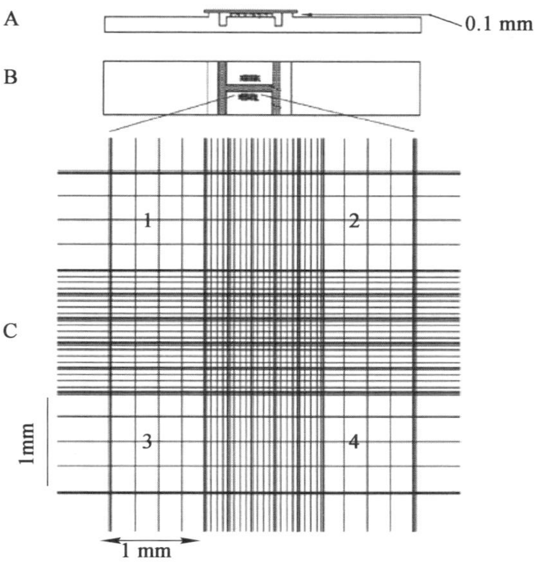

图 5-19-3　血细胞计数板示意图

A. 侧面观　B. 正面观　C. 计数室

三、细胞存活率计算

在细胞培养工作中，常需要了解细胞存活状态和鉴别细胞死活，如用酶消化制备的细胞悬液中细胞活力的鉴别，冻存细胞复苏后的活力检测等。常用活体染料台盼蓝对细胞进行染色，以区分培养物中死细胞与活细胞的比率，便于确定细胞的存活状况。

1. 染色　用刻度吸管吸取 0.5 mL 细胞悬液于一小试管中（无菌操作），再加入 0.4% 台盼蓝染液 0.5 mL，用吸管轻轻打匀，染色 1 ~ 2 min。

2. 计数　取一滴染色后的细胞悬液滴入计数板，计数每毫升细胞悬液中死亡细胞数（被染色的细胞）。由于在细胞悬液中加了等量的 0.4% 台盼蓝染液，所以计数出的细胞数要再乘以 2（稀释倍数）才是真正的死细胞数。

3. 细胞存活率计算　计数出的死细胞数，按下式计算出细胞存活率：

细胞存活率 =（细胞总数 – 死亡数）/ 细胞总数 ×100%

【思考题】

1. 为什么细胞计数时，细胞悬液溢出凹槽外或有气泡时要重做？

2. 为什么在细胞传代计数过程中，要用无菌吸管吸取细胞，滴加细胞悬液后该吸管不能再用？

【作业】

1. 绘图表示体外培养细胞的生长过程。

2. 绘图表示观察到的四种类型的细胞。

3. 书写实验报告，计数每毫升细胞悬液中的细胞数并计算细胞存活率。

实验 20 培养细胞的冻存与复苏

【目的要求】

1. 掌握细胞冻存与复苏的基本原则。
2. 熟悉细胞冻存与复苏的基本过程。

【实验用品】

1. 实验器具 同“细胞培养”，另需液氮罐、无菌冻存管。
2. 实验试剂 冷冻保护液［二甲基亚砜（DMSO）或甘油］、冻存培养液、小牛血清、0.25% 胰蛋白酶溶液。
3. 实验材料 HeLa 细胞或其他细胞。

【实验内容和方法】

长期传代的细胞（细胞株或细胞系）在暂时不用的时候可以用低温冷冻的方法保存，复苏后仍然可保持其原有生物学特性和增殖活性。不同细胞冻存的条件和方法不同，本节以 HeLa 细胞为例介绍细胞冻存的一般方法。

一、细胞的冻存

在不加保护剂直接冻存细胞时，细胞内外环境中的水会形成冰晶，导致细胞内发生一系列变化，如机械损伤、电解质升高、渗透压改变、脱水、pH 改变、蛋白质变性等，从而导致细胞死亡。但如果在培养液中加入保护剂（如甘油或 DMSO），可使冰点降低，在缓慢的冻结条件下，使细胞内水分在冻结前析出细胞外，可使细胞免受损伤。

最常用的保护剂为 DMSO 和甘油，它们具有对细胞无毒性、相对分子质量小、溶解度大、易穿透细胞的特点。使用浓度范围在 5% ~ 15% 之间，常用 10% 的浓度。

细胞悬液的冻结速度，多数细胞以每分钟下降 1℃的速度至 –20℃，冻结均可获得满意效果。采用液氮保存法，温度可达 –40℃到 –190℃，细胞可长期保存。

细胞的冻存步骤如下：

1. 取生长旺盛的细胞（处于对数生长期），倾弃培养液，加入适量经 37℃预温的 0.25% 胰蛋白酶溶液，消化分散细胞（时间同传代）。
2. 弃消化液，加入 2 ~ 4 mL 含 10% 小牛血清的培养液，中止胰蛋白酶的消化作用。
3. 吹打分散细胞，移入离心管中，平衡后 800 r/min 离心 10 min，弃上清液。
4. 加 2 ~ 4 mL 培养液，重新悬浮细胞，用细胞计数板计算细胞浓度，用冻存培养液将细胞浓度调整到（2 ~ 5）× 10^6/mL，放置于冰浴中。
5. 用同样的完全培养液制成含 20% DMSO 的冷冻保护液，放置于冰浴中。

6. 将等量的冷冻保护液滴加于等量的细胞悬液中，摇均匀，制成含 10% DMSO 的冷细胞悬液，细胞浓度为（1～2）$\times 10^6$/mL。

7. 将细胞悬液分别移到冻存管中，每管 1～1.5 mL（事先在管上标明细胞株名称、日期、浓度等），旋紧管盖。在管壁上注明细胞名称、冻存日期、细胞浓度等信息，以便查找。

8. 进行冻存时一般以 1～10℃/min 的速度下降温度冻结为宜，可用程序控制冷冻仪。

如果没有冷冻仪，可采用商品化的程序降温盒进行冻存。方法是先将冻存管置于程序降温盒中，然后直接放入 −80℃冰箱，冷冻 4 h 以上达到冷冻效果。要注意的是细胞不能长期在 −80℃冰箱中冻存，一般 3 个月之内要将其转移到液氮罐中长期冻存，否则细胞复苏率大幅度下降。

二、细胞的复苏

细胞复苏与冻存的要求相反，速度要快，使之迅速通过细胞易受损的 −5～0℃后，细胞仍能生长，活力不受损害。

步骤如下：

1. 解冻　迅速将冻存管取出，立即投入 38～40℃温水中，并充分摇动，使其迅速融化，一般 1 min 左右即可完成。

2. 清洗　在超净工作台内，将细胞悬液移至含 5 mL 培养液的离心管内，1 000 r/min 离心 5 min，弃上清，加入 5 mL 培养液，吸管轻轻吹打悬浮细胞。

3. 培养　将细胞悬液移入培养瓶内，置 37℃温箱培养。次日更换一次培养液后，再继续培养。

【注意事项】

1. 可用无菌吸管在超净工作台内将 DMSO 从瓶中吸出并分装（不要碰瓶口与瓶壁），配制冻存液时取一个包装使用。由于绝大多数微生物不会在 DMSO 中生长，所以只要无菌操作得当，一般不会发生污染。

2. DMSO 是有机溶剂，不可与橡胶接触。使用时要戴好手套，避免与皮肤接触。另外，用于冻存细胞要选用纯度较高的“组织培养级”DMSO。

3. 悬浮培养细胞的冻存法同上，只是不必经胰蛋白酶消化步骤。

【思考题】

1. 细胞冻存和复苏的基本原则是什么？

2. 影响冻存细胞活性的因素有哪些？

【作业】

计算你所复苏的冻存细胞的复苏率。

实验 21 培养细胞增殖动力学检测

培养中的细胞生长、繁殖和死亡是一个动态过程。这一过程的时间和细胞数量之间的关系可充分反映出培养细胞的群体动力学过程。常用的分析方法有生长曲线的绘制、细胞活力的测定、分裂指数的测定、克隆（集落）形成实验等。

一、生长曲线的绘制

【目的要求】

1. 了解生长曲线的基本原理和应用。
2. 熟悉绘制生长曲线的基本方法。

【实验用品】

1. 实验用具 恒温培养箱、超净工作台、显微镜、血细胞计数板、培养瓶、24 孔培养板、各种吸管、酒精灯。

2. 实验试剂 RPMI 1640 培养液、小牛血清、0.25% 胰蛋白酶溶液、0.02% EDTA 溶液、75% 乙醇溶液。

3. 实验材料 HeLa 细胞、Wg3h 细胞。

【实验内容和方法】

能在体外连续培养的细胞都有自身稳定的生长、增殖特性，绘制生长曲线是观察细胞生长、增殖最常用的方法。通过细胞计数的方法来测定细胞绝对增长数值，以了解细胞生长增殖规律。生长曲线绘制常用于细胞建系和药物对肿瘤杀伤作用的研究。

1. 细胞悬液制备 取生长状态良好的细胞，采用一般传代方法消化细胞，制成细胞悬液，并计数。

2. 接种细胞 在各培养瓶（或各孔 /24 孔板）内准确接种相同数量的细胞。常用接种浓度为 1×10^5/mL ~ 1×10^6/mL。

3. 计数 每天取 3 瓶（或 3 个孔）计数，测出每瓶（或每孔）中的细胞总数，求出每组平均值，持续计数 7 天（也可根据需要测定）。

4. 绘制生长曲线 将每天计数所得细胞数标在对数坐标纸上，然后将各点连成曲线，即为生长曲线。

5. 计算倍增时间 根据 $TD = t\lg 2/\lg(N/N_0)$，计算细胞群体倍增时间（t 为接种细胞到测定细胞数的时间，N 为时间 t 测定所得的细胞数，N_0 为接种细胞数）。注意要在对数生长期选择两个时间段测定细胞数。

6. 结果分析 标准的生长曲线近似“S”形（图 5-21-1），一般在传代后第一天细胞有所减少，在经过几天的潜伏期后，进入迅速增殖的对数生长期，然后达到平台期，数量

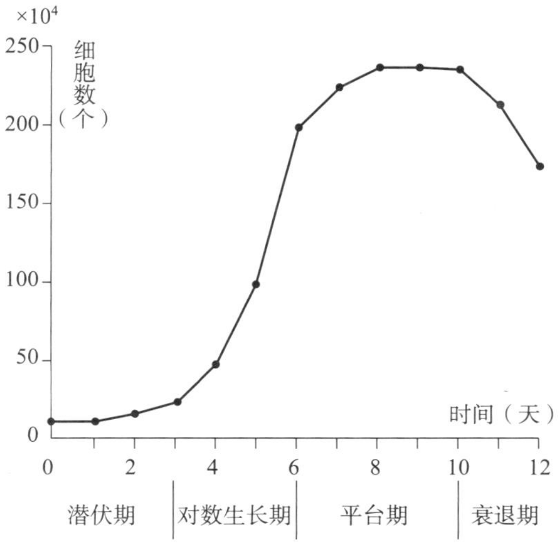

图 5-21-1　体外培养细胞的生长曲线

达到饱和状态，最后进入衰退期。

在生长曲线上对数生长期细胞数量增加 1 倍所需要的时间称为细胞倍增时间。细胞倍增时间即细胞对数生长期。细胞传代和各种实验多应选择此区细胞进行。

【注意事项】

1. 细胞接种时，每瓶（或每孔）接种的细胞总数和加入的培养液要求一致。细胞接种数量不能过多，也不能太少。一般接种数量以 7～10 天能长满（培养瓶或孔）而不发生生长抑制为度。

2. 计数时易出现误差（20%～30%），为提高准确性，每瓶（或每孔）应计数 2～3 次。

【思考题】

1. 为什么进行细胞接种时，每瓶（或每孔）接种数量和加入的培养液要求都一致？
2. 为什么细胞接种数量要严格控制？过多或过少对生长曲线绘制会有什么影响？

【作业】

将连续 7 天测定的 7 组结果绘制成生长曲线，并确定细胞倍增时间。

二、细胞活力的测定

【目的要求】

1. 了解细胞活力测定的基本原理和应用。
2. 熟悉测定细胞活力的基本方法。

【实验用品】

1. 实验用具　恒温培养箱、超净工作台、显微镜、血细胞计数板、培养瓶、96 孔培养板、移液器、无菌吸头、酒精灯、酶标仪。

2. 实验试剂　RPMI 1640 培养液、小牛血清、0.25% 胰蛋白酶溶液、0.02% EDTA 溶液、PBS、CCK-8 溶液、10 mg/mL 顺铂溶液。

3. 实验材料　HeLa 细胞。

【实验内容和方法】

体外培养细胞的增殖活力受多种因素的影响，如某些细胞因子可促进细胞的增殖，而一些药物（如抗癌药物）则可抑制细胞的生长，甚至诱导细胞的死亡。目前，细胞活力检测方法中，CCK-8 法是一种方便、灵敏、快速、无放射性、重复性好的检测方法。

CCK-8 是水溶性四唑盐 WST-8[2-（2- 甲氧基 -4- 硝苯基）-3-（4- 硝苯基）-5-（2，4- 二磺基苯）-2H- 四唑单钠盐]，它在电子载体 1-methoxy PMS 存在的情况下被线粒体内的一些脱氢酶还原后生成水溶性的橙黄色甲臜（formazan），生成的甲臜量与活细胞数量成正比，即活细胞数量越多，则颜色越深，反之则浅。现在 CCK-8 法已广泛用于细胞增殖检测、细胞毒性检测、药物筛选、药敏试验等。

此外，CCK-8 检测亦可用于绘制细胞的生长曲线，一定数量的细胞接种后，连续测量 7 天的吸光度，然后将 7 天测量所得的吸光度值标于坐标纸上，再将各点连成曲线，即可得生长曲线。这里只介绍 CCK-8 测定细胞活力的实验方法。

1. 培养瓶中 HeLa 细胞生长至 70% ~ 80% 融合时，用胰蛋白酶 -EDTA 溶液消化，收集贴壁细胞。

2. 用血细胞计数板对消化后的细胞悬液进行计数，将细胞的密度调整至 5×10^4/mL。

3. 向 96 孔培养板的每孔中接种 100 μL 细胞悬液，分为 2 组，每组 6 个复孔，并设置只加入 100 μL 培养液的空白对照组。

4. 接种细胞后的培养板置于培养箱中培养 24 h 后，一组细胞中加入顺铂溶液，终浓度为 10 μg/mL，另一组细胞和空白对照组中加入等量的培养液，再继续培养 24 h。

5. 吸弃孔板中的培养液，每孔加入 100 μL 反应液（CCK-8 和培养液以 1 : 10 混合），置培养箱中培养 2 h。

6. 用酶标仪测定在 450 nm 处的吸光度。

7. 按下列公式计算细胞活力：

细胞活力（%）=（$A_{干预}-A_{空白}$）/（$A_{未干预}-A_{空白}$）× 100%

$A_{干预}$：具有细胞、CCK-8 溶液和干预因素的孔的吸光度。

$A_{空白}$：具有培养液和 CCK-8 溶液而没有细胞的孔的吸光度。

$A_{未干预}$：具有细胞、CCK-8 溶液而没有施加干预因素的孔的吸光度。

细胞活力：细胞增殖活力或细胞毒性活力。

【注意事项】

1. 向 96 孔板接种细胞时，应前后、左右摇晃培养板，使细胞在孔中分布均匀，避免细胞堆集在孔的中央生长。

2. CCK–8 的培养时间一般为 1 ~ 4 h，但在培养 30 min 左右时即可取出肉眼观察显色程度，根据细胞种类而定，需要摸索条件。CCK–8 的最佳反应时间以具体显色的最佳时间为准。

3. 加入 CCK–8 溶液时避免气泡的产生，以免影响吸光度。

4. 酶标仪读取吸光度时可使用 430 ~ 490 nm 之间的滤光片，但 450 nm 滤光片的检测灵敏度最高。

5. CCK–8 的检测依赖脱氢酶催化的反应，所以还原剂（如一些抗氧化剂）会干扰检测，如干预因素具有还原性，应在检测前通过换液的方法予以去除。

6. 培养基中酚红对吸光度的影响，可以通过扣除空白孔中本底的吸光度而消除，因此不会对检测结果造成影响。

7. 所测吸光度值范围应在 0.4 ~ 2 之间，此范围内的吸光度值与细胞的数量、活力呈线性关系，如果超出此范围，应相应增加或减少接种细胞的数量。

8. 如果想得到以细胞数量为纵坐标的生长曲线，可以事先制备该种细胞的标准曲线，然后利用标准曲线进行换算。

【思考题】

如果吸光度值太低或太高，可以采取什么办法解决？

【作业】

计算所测细胞的活力。

三、分裂指数的测定

【目的要求】

1. 了解分裂指数测定原理。
2. 掌握分裂指数测定方法。

【实验用品】

1. 实验用具　同细胞传代培养用品，另外准备无菌小盖片（飞片）。

2. 实验试剂　细胞培养液同上，PBS、甲醇冰醋酸（3∶1）固定液、吉姆萨染液、树胶。

3. 实验材料　HeLa 细胞或其他细胞株。

【实验内容和方法】

分裂指数是指在细胞群体中分裂细胞所占的百分率，用以表示细胞增殖旺盛程度。一般要观察和计数 1 000 个细胞中的分裂象细胞数。由于细胞分裂是一动态过程，分裂期时间很短，一般为 0.5 ~ 2 h，故通常用盖片培养法，定时取出盖片，进行固定染色后观察计数，也可绘制成曲线。

1. 接种细胞　按测定细胞生长曲线的接种原则将细胞悬液接种于内有无菌小盖片的培养瓶或 24 孔培养板孔内。

2. 固定染色　每 24 h 取出一个（组）小盖片，用 PBS 漂洗后，甲醇冰醋酸固定液固定，吉姆萨染液染色，树胶封片。

3. 计数　在显微镜下计数 1 000 个细胞及其中的分裂细胞数，并按下列公式计算分裂指数：分裂指数 = 分裂细胞数 / 细胞总数 ×100%，也可以将所测的百分数逐日按顺序绘制成图，即为细胞分裂指数曲线图。

【注意事项】

1. 细胞分裂指数的测定，关键是掌握好分裂象标准，其中主要是确定好划分间期和前期、末期和间期的界限，避免人为误差。

2. 细胞在盖片上的密度不均匀，故分裂象多少可能不同，观察时对每一时间点的盖片各选多、中、少三个密度近似区域计数，以减少误差。

3. 细胞分裂指数曲线与生长曲线的趋势基本类似，但不完全相同，如当细胞增长达饱和密度并进入停滞期后，细胞数值很大，而分裂象可完全消失。

【思考题】

如何区分分裂前期、末期和间期细胞？

【作业】

观察标本片上 1 000 个细胞，计算分裂指数。

四、克隆（集落）形成实验

【目的要求】

1. 了解克隆（集落）形成实验的基本原理。
2. 掌握克隆（集落）形成实验的基本方法。

【实验用品】

1. 实验用具　细胞培养用品同上，另外准备直径 60 mm 培养皿。
2. 实验试剂　培养液、固定液和染色液同“分裂指数的测定”。
3. 实验材料　HeLa 细胞、Wg3h 细胞。

【实验内容和方法】

克隆（集落）形成实验是测定单个细胞增殖能力的有效方法之一。单个细胞在体外持续 6 代以上，其后代所组成的细胞群，称为克隆或集落，这时每个克隆可含有 50 个以上细胞，大小在 0.3 ~ 1.0 mm 之间。通过计数克隆形成率，可对单个细胞的增殖潜力作定量分析，了解细胞的增殖能力和对生存环境的适应性。克隆形成率高者其独立生存能力强。该实验常用来确定抗癌药物对肿瘤的杀伤作用。常用的方法有：平板克隆（集落）形成实验和软琼脂克隆（集落）形成实验。前者主要适用于贴壁生长的细胞，包括培养的肿瘤细胞和正常细胞。后者常用于非贴壁依赖性生长（悬浮生长型）的细胞，如肿瘤细胞系和转化细胞系等。正常细胞在悬浮状态下不能增殖，因此不适用于软琼脂克隆形成实验。这里只介绍平板克隆形成实验。

1. 悬液制备 用一般传代方法将对数生长期的单层培养细胞分散成单细胞悬液，计数。

2. 接种细胞 将细胞悬液作梯度倍数稀释，以适当的细胞密度接种于培养皿（60 mm）中。一般可按每皿含 50、100、200 个细胞的梯度密度，将接种细胞分别接种于含 5 mL 培养液的培养皿中，轻轻晃动，使细胞分散均匀。

3. 细胞培养 将培养皿移入 CO_2 培养箱，在 37℃、5% CO_2 及饱和湿度环境下，静置培养 2 ~ 3 周。

4. 染色 当培养皿中出现肉眼可见的克隆时，终止培养。弃去培养液，用 PBS 漂洗后，用甲醇冰醋酸（3 : 1）固定液固定 15 min，弃去固定液后，用吉姆萨染液染色 10 ~ 30 min，流水冲去染液，空气干燥。

5. 计数 在低倍显微镜下计算克隆数（一般情况下，50 个细胞以上者算一个克隆）。取 3 ~ 5 个培养皿克隆数的平均值，并按下列公式计算：

克隆形成率 = 平均克隆数 / 接入的单个细胞数 ×100%

【注意事项】

1. 制备细胞悬液时，细胞必须充分分散，单个细胞百分率在 90% 以上，否则实验误差大。

2. 在培养早期细胞还没有充分贴壁前，不要晃动培养皿。

3. 由于培养时间较长，应注意培养液的 pH 变化，适时换液。

4. 开放培养应该注意培养箱清洁，防止污染。

【思考题】

1. 为什么接种时细胞密度不宜过大，细胞数量要严格限制？

2. 为什么培养早期不要晃动培养皿？

【作业】

书写实验报告，计算出被测细胞的克隆形成率。

（于 兵）

数字课程学习

教学 PPT　　自测题　　扩展知识

第六章 细胞增殖、衰老和死亡

细胞增殖、衰老和死亡是细胞的主要生命活动，细胞增殖通过细胞周期实现。动植物的体细胞主要以有丝分裂（mitosis）来扩增数目，而减数分裂（meiosis）是所有进行有性生殖的生物在形成性细胞（生殖细胞）过程中所进行的一种特殊的细胞分裂方式，仅发生于生殖细胞成熟阶段。

细胞衰老是一种稳定的细胞周期停滞状态。细胞衰老不仅在维持组织稳态方面起着重要作用，而且与多种生理和病理过程相关。发生衰老的细胞往往发生特定基因的表达变化。

细胞凋亡（apoptosis）是细胞的一种生理性死亡过程，凋亡过程中没有明显的细胞溶解现象，而是以形成凋亡小体的方式结束其生命。此外，染色体 DNA 的断裂是其典型特征之一，细胞凋亡时染色体 DNA 断裂点在核小体之间，断裂片段表现为 180 ~ 200 bp 的整数倍。

实验 22 细胞无丝分裂标本观察

【目的要求】

通过无丝分裂标本片的观察，了解无丝分裂的特点。

【实验用品】

1. 实验器具 光学显微镜、擦镜纸。
2. 实验试剂 香柏油、乙醚酒精。
3. 实验材料 青蛙（蟾蜍）或制好的蛙血涂片。

【实验内容和方法】

细胞无丝分裂的观察——蛙血涂片（示教）。

显微镜高倍镜或油镜下观察处于无丝分裂不同时期的红细胞。分裂中核膜、核仁仍然存在，可见有的核仁已分裂为两个，整个细胞核拉长，中部变细呈哑铃形；有的胞质部分也拉长，中部收缩正在形成两个子细胞，体积比母细胞小。

【思考题】

无丝分裂有什么生物学意义？

【作业】

绘制在蛙血涂片中观察到的无丝分裂过程。

实验 23　细胞有丝分裂标本观察

【目的要求】

1. 通过观察动植物细胞有丝分裂标本，熟悉有丝分裂各期的主要特征。
2. 认识动植物细胞有丝分裂过程的主要异同。

【实验用品】

1. 实验器具　光学显微镜、擦镜纸。
2. 实验材料　马蛔虫子宫切片、洋葱根尖切片。

【实验内容和方法】

一、动物细胞有丝分裂的观察——马蛔虫子宫切片

取马蛔虫子宫切片标本，先在低倍镜下观察，在马蛔虫子宫切面上可见子宫腔内有许多近圆形的受精卵细胞，大多处于不同的分裂时期。每个受精卵细胞外均围有一层厚的受精膜，亦称卵壳，它与受精卵细胞间的空隙为围卵腔。在有些受精卵细胞外表面或卵壳内面可见有极体附着。注意在切片标本的几个子宫切面中寻找和观察处于间期和有丝分裂不同时期的细胞，转换高倍镜仔细观察它们的形态变化（图 6–23–1）。

间期：细胞质内有两个近圆形的细胞核，一为雌原核，一为雄原核，两个原核形态相似，不易分辨。细胞核内染色质分布比较均匀，核膜完整。细胞核附近胞质中有中心体存在。

前期：雌、雄原核相互趋近，核仁消失，染色质逐渐凝聚成扭曲细丝状的染色丝，进一步缩短变粗形成短棒状的染色体。前期末核膜消失，两个中心粒分离，周围出现星射线并分别向细胞的两极移动。

中期：染色体排列在细胞中央，形成赤道板。由于细胞切面不同，此期有侧面观和极面观的两种不同图像。侧面观染色体排列在细胞中央，两极各有一个中心体，其周围有星射线。中心体之间有纺锤丝与染色体动粒相连，这些结构可总称为有丝分裂器。极面观可见 6 条染色体平排于赤道面上，此时染色体已纵裂为两个，但尚未分离。

后期：纵裂后形成的子染色体在纺锤丝的牵引下分别向两极移动，成为相等的两群。

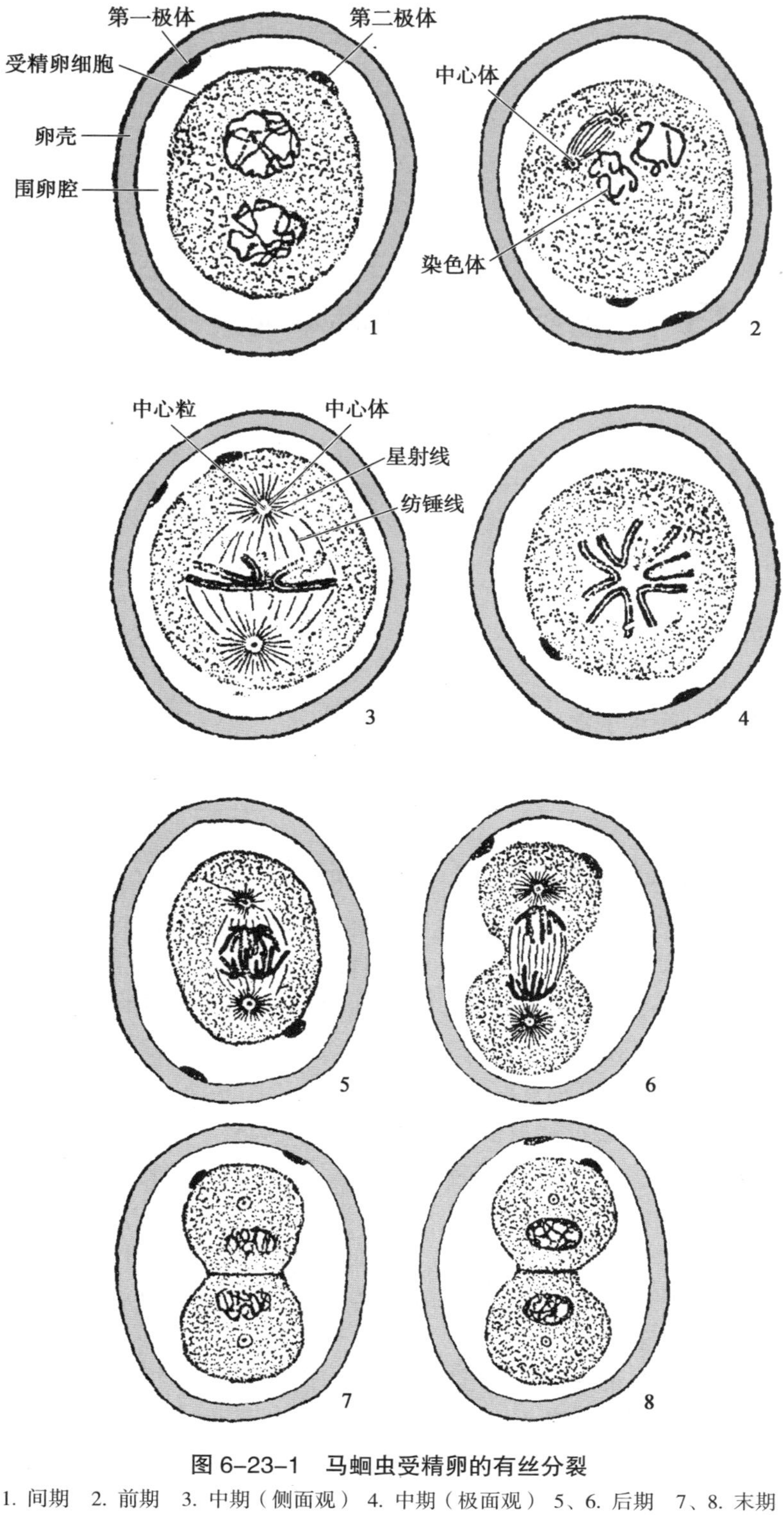

图 6-23-1　马蛔虫受精卵的有丝分裂

1. 间期　2. 前期　3. 中期（侧面观）4. 中期（极面观）5、6. 后期　7、8. 末期细胞拉长，中部的细胞膜开始凹陷。

末期：两极的子染色体逐渐解体、模糊，变成染色质状态，核膜、核仁也相继重新出现。纺锤丝、星射线消失，细胞膜的凹陷加深，最后横缢成两个子细胞。

二、植物细胞有丝分裂的观察——洋葱根尖切片

将洋葱根尖的纵切面标本放在低倍镜下观察，先找到近尖端生长点的部分（图 6-23-2）。这部分细胞分裂旺盛，大多数细胞处于分裂状态，细胞呈方形。换高倍镜仔细观察间期和分裂各期的细胞形态特征（图 6-23-3），并与动物细胞的有丝分裂比较，找出两者的区别点。

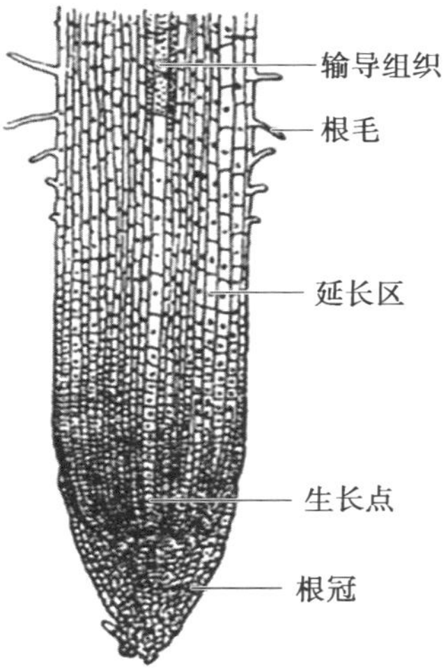

图 6-23-2　洋葱根尖纵切面

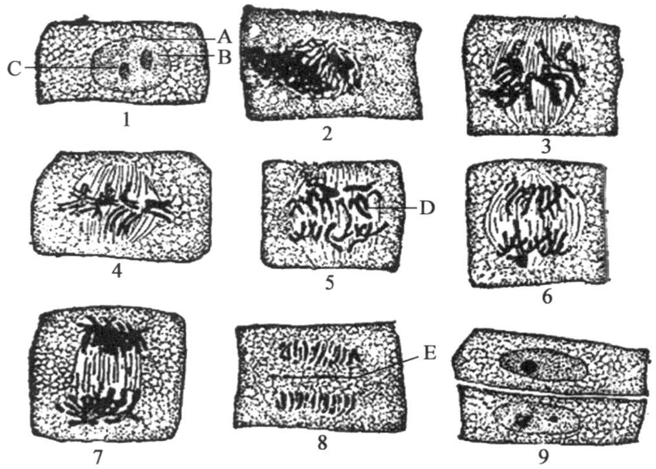

图 6-23-3　洋葱根尖的细胞分裂

1. 间期　2、3. 前期　4. 中期　5、6、7. 后期
8. 末期　9. 子细胞（间期）
A. 细胞核　B. 染色质　C. 核仁　D. 染色体　E. 细胞板

【思考题】

如何判断洋葱根尖切片中间期的细胞是处于 G_1 期还是 G_2 期？如何区别处于分裂后期和分裂末期早期的细胞？

【作业】

1. 绘制高倍镜下所观察到的马蛔虫子宫切片中处于间期和分裂各期细胞图，并注明各部名称。

2. 动物细胞和植物细胞有丝分裂的主要不同点是什么？

实验 24　细胞减数分裂标本制备与观察

【目的要求】

1. 熟悉动物细胞减数分裂标本的制备方法。
2. 掌握减数分裂的基本过程及各期的形态特征。
3. 了解动物精子的发生。

【实验用品】

1. 实验器具　光学显微镜、小搪瓷盘、解剖剪、镊子、试管架、吸管、载玻片、盖玻片、染色盘架、擦镜纸、解剖针、烧杯、量桶、水浴箱、培养皿、吸水纸、天平、离心管、离心机、冰水浸泡的载玻片、酒精灯。

2. 实验试剂　95% 乙醇溶液、85% 乙醇溶液、70% 乙醇溶液、甲醇冰醋酸（3∶1）固定液、50% 醋酸溶液、改良苯酚品红染液、秋水仙素、2.3% 柠檬酸钠溶液、蒸馏水、吉姆萨染液、林格液、0.075 mol/L 氯化钾低渗液、新配制的 60% 冰醋酸。

3. 实验动物　雄性蝗虫、性成熟的雄性蟾蜍及雄性小鼠。

【实验内容和方法】

减数分裂包括两次连续的分裂过程。精母细胞或卵母细胞（$2n$）的染色体在分裂前只复制一次，通过两次连续的细胞分裂，使其所形成的配子细胞（精子或卵子）染色体的数目较精（卵）母细胞减少一半（n）。减数分裂保证了生物体的染色体数目和遗传性状在世代相传中的相对稳定性。同时，由于减数分裂过程中同源染色体的联会、交换和分离，以及非同源染色体的自由组合又为生物的变异奠定了基础。小鼠睾丸和蟾蜍精巢是观察减数分裂常用的材料。利用蝗虫精巢制备减数分裂标本取材方便、制备程序简单、染色体数目较少而便于观察，是观察减数分裂最好的材料之一。

一、蝗虫精巢切片幻灯片

小组自放蝗虫精巢切片幻灯片以观察蝗虫精巢切面上不同精细管的切面。在精细管的顶端，生殖细胞都处于发育的初级阶段；在精细管和输精小管相连的一端，生殖细胞已经成熟或接近成熟；而在这两端之间的切面上，可以观察到其他各发育时期的细胞。按照精子形成的顺序，寻找有关的精细管的切面进行观察。

1. 精原细胞和初级精母细胞　在染色最浓、细胞最密集的部分，细胞核圆而大，细胞质和细胞膜染色很浅（几乎不能分辨）的细胞，即为精原细胞。精原细胞经几次有丝分裂后体积增大，称为初级精母细胞。初级精母细胞在成熟过程中经两次连续的细胞分裂，染色体数目减半，形成 4 个精子，即完成了减数分裂。其中减数分裂前期 Ⅰ 变化复杂。

2. 减数分裂 Ⅰ（从初级精母细胞到次级精母细胞的一次分裂）

（1）前期 I

1）细线期 染色质凝聚为几条细而长的线，每条代表 1 个染色体，它常弯曲绕成一团，排列无规则，核仁清楚。

2）偶线期 染色体形态与细线期没有多大变化，仍细而长，但同源染色体开始靠拢配对（联会），形成双价体，每个双价体有两个着丝粒，但不易分清，各以一端聚集于细胞核的一侧，另一端散开。

3）粗线期 染色体缩短变粗，每个染色体都由两条染色单体组成，着丝点相连，二价体又称四分体。同源染色单体间开始发生交叉，但不易分辨。

4）双线期 染色体变得更粗短，表面不光滑似绒毛状。同源染色体开始分开，但因同源染色单体之间已发生交叉，所以染色体上有一点或数点交叉在一起，形成各种交叉图形。

5）终变期 染色体更为粗短，表面光滑，呈现 O、V、X、Y 等特殊形状。核仁、核膜消失。

（2）中期 I 纺锤体形成，染色体（四分体）的两个二分体（因着丝粒未纵裂，所以姐妹染色单体仍连在一起）彼此分开（即同源染色体分离），移向两极。

（3）末期 I 移到两极的染色体聚集在一起，逐渐解螺旋恢复染色质状态，核膜形成，同时胞质也分裂为二，形成两个体积较小的子细胞（即次级精母细胞）。这时每个细胞核所含的染色体数只是原来的一半。

3. 减数分裂间期 间期很短，细胞核的形态与一般间期没有区别。

4. 减数分裂Ⅱ（从次级精母细胞到精细胞的一次分裂） 减数分裂Ⅱ类似一般的有丝分裂，但从形态上看，胞体明显变小，染色体数目少。处于前期Ⅱ的细胞，每条染色体的两个单体显出分开的趋势，染色体像花瓣状排列。其他各期特点参见有丝分裂部分，不再详述。最后形成 4 个精细胞。

5. 精子形成 从精细胞到精子形成要经历一个形态上的变化过程。在标本中可见在变化早期，精细胞略呈锥形，伸长的一端逐渐变成精子的尾部，头部着色很深，主要是一个圆形的核，外围一层很薄的细胞质。进一步的变化是细胞核伸长，经椭圆形、纺锤形等阶段，最后头部变成细长的锥形，后接一极短的中段，再向后为一条纤细的鞭毛状尾部。

二、小鼠减数分裂标本的制备与观察

1. 原理 减数分裂发生在生殖细胞形成过程中。哺乳动物在性成熟以后，睾丸内的生殖细胞总是分批分期相继不断地成熟，因此，对哺乳动物的睾丸进行一定的技术处理，随时都可获得减数分裂过程中各期的染色体标本。

2. 方法和步骤

（1）秋水仙素处理 取性成熟的雄性小鼠，在处死前 3 ~ 4 h 经腹腔注入秋水仙素（1 μg/g 体重）。

（2）取生精小管 用颈椎脱臼法处死小鼠，在盘中剖开腹腔取出白色椭圆形睾丸放入小培养皿或青霉素小瓶中，加入 2.3% 柠檬酸钠溶液，其量以浸没睾丸为准。用小剪刀和尖头镊子剥离包在睾丸外层的白膜，弃去，散出线状的生精小管。更换一次柠檬酸钠溶液洗涤生精小管。再加入 2 ~ 3 mL 柠檬酸钠溶液。

（3）制备细胞悬液 用镊子另一端在溶液中将生精小管捣碎，并用吸管反复吹打，使处于减数分裂过程中的各期细胞脱落在溶液中，静置 1 ~ 2 min，用吸管吸掉下沉的膜状物和大组织块，制成细胞悬液。

（4）低渗处理　将细胞悬液移入刻度离心管中，加 2.3% 柠檬酸钠溶液至 4 mL，再加 4 mL 蒸馏水，用吸管吹打混匀，37℃温箱中静置 15 ~ 20 min。

（5）收集和固定细胞　在低渗时间结束前 1 ~ 2 min 时，加入新配制的固定液 0.5 mL，轻轻混匀进行预固定。然后将离心管平衡后以 800 r/min 速度离心 6 min，弃上清液，加入 4 ~ 5 mL 固定液，用吸管轻轻吹打细胞团使细胞均匀悬浮，静置固定 20 min，再离心，弃上清液，加 0.5 mL 固定液，轻轻吹打制成细胞悬液。

（6）制片　取一张经冰水浸泡的载玻片，吸取细胞悬液在距载玻片 20 ~ 30 cm 的高度滴 2 ~ 3 滴于载玻片上，轻吹液滴后立即在酒精灯火焰上微烤，将制片倾斜放置晾干。

（7）染色　将晾干的载玻片标本平放于染色盘架上，以吉姆萨染液（pH 6.8 磷酸缓冲液 1∶10 稀释）染色 12 min，用水冲去多余染液，晾干待检。

3. 观察　在显微镜下（高倍镜和油镜）寻找和观察处于减数分裂Ⅰ和减数分裂Ⅱ的分裂象细胞，着重观察精原细胞和处于细线期、粗线期和终变期的初级精母细胞。

三、蟾蜍精巢细胞减数分裂标本的制备及观察

1. 选择个体适中的雄性蟾蜍，按每 10 g 体重从腹腔注入 0.05% 秋水仙素溶液 0.15 mL，2 ~ 4 h 后以毁髓法处死。

2. 解剖蟾蜍，剪开腹壁，在脊柱两侧、肾附近将一对灰黄色、绿豆大小的精巢取出，放于培养皿中，用镊子将其夹碎，用林格液 5 ~ 10 mL 冲洗到 10 mL 刻度离心管中。

3. 在离心管中加入 8 mL 0.075 mol/L 的氯化钾低渗液，用吸管反复吹打，于 30℃左右的水浴箱中低渗 20 ~ 30 min，然后加入 1 mL 左右的甲醇冰醋酸（3∶1）固定液预固定，吹打均匀后 1 500 r/min 离心 8 min，吸弃上清液。

4. 加 5 mL 固定液，吹打均匀，静置固定 20 min 后，1 500 r/min 离心 8 min，吸弃上清液。

5. 加 1 ~ 2 mL 新配制的 60% 冰醋酸，解离 2 ~ 3 min，再加 5 mL 固定液，吸除不能解离的结缔组织。

6. 1 500 r/min 离心 8 min，吸弃上清液时留 0.2 ~ 0.5 mL，吸管吹打成细胞悬液，取预冷的载玻片制片，方法与小鼠减数分裂标本制备方法相同。

7. 用偏酸性的 1∶9 吉姆萨染液染色 10 min，染色完毕后用自来水冲洗，吸水纸吸干水分即可镜检。

8. 观察　蟾蜍的初级精母细胞具有 22 条染色体，经过减数分裂，一个初级精母细胞可形成 4 个染色体数目为 11 条的精子。

【思考题】

1. 减数分裂各期染色体的形态、数目变化特点如何？

2. 有丝分裂和减数分裂有哪些异同？

【作业】

1. 绘制蝗虫精巢减数分裂的细线期、偶线期、粗线期、双线期和终变期等各期图。

2. 简述蝗虫精巢减数分裂标本片制备的过程。
3. 回答思考题 2。

实验 25　细胞周期特定时相同步化

【目的要求】

1. 掌握细胞同步化的概念及其应用。
2. 掌握血清饥饿诱导细胞周期同步化的原理与方法。
3. 熟悉一些常用的细胞周期同步化方法及其主要原理。

【实验用品】

1. 实验器具　倒置显微镜、CO_2 培养箱、台式离心机、超净工作台（或生物安全柜）、移液器、35 mm 细胞培养皿（或 6 孔细胞培养板）、细胞计数板、15 mL 离心管、各种规格枪头。

2. 实验试剂　RPMI 1640 培养液、胎牛血清、青霉素－链霉素溶液（100×）、谷氨酰胺（100×）、0.25% 胰蛋白酶－EDTA、PBS 溶液（pH 7.4）。

3. 细胞　HeLa 细胞系（或其他动物细胞系）。

【实验内容和方法】

一、实验原理

对细胞周期调控机制的深入研究，进一步加剧了对于细胞周期同步化（cell cycle synchronization）的需求。所谓细胞周期同步化，就是指为了研究某一时相细胞生理特征，借助一些实验手段，使处于细胞周期不同时相的细胞群体尽可能停留在同一时相。借助细胞同步化，可以将代表细胞周期不同阶段的细胞挑选出来，为进一步深入研究特定细胞周期阶段所发生的基因表达和转录后蛋白修饰等分子事件提供一种独特的策略，也有助于药物的研发。

目前广泛使用的细胞周期同步化方法主要基于物理和化学方法两大策略。物理方法主要根据温度等物理因素以及细胞的密度、大小、荧光散射特性差异等进行分选。最常用的物理方法包括温度休克法、离心沉降技术和流式细胞分选等。而化学方法则是通过使用特殊化学药物来处理非同步细胞群，使细胞停滞在细胞周期的特定阶段。目前应用较广泛的化学药物诱导同步化方法主要有两种，即 DNA 合成阻断法和分裂中期阻断法。其中，DNA 合成阻断法指采用低毒或无毒的 DNA 合成抑制剂如胸腺嘧啶核苷（TdR）或羟基脲将细胞阻断在 DNA 合成期，从而实现同步化；分裂中期阻断法则常借助秋水仙素等抑制有丝分裂过程中纺锤体微管聚合，使细胞周期被阻断在有丝分裂的中期，从而得到同步于 M 期的细胞。

理想的同步化应至少符合以下几个主要标准：①所有细胞都应停滞在细胞周期的同一特定阶段；②同步化措施对细胞无毒性并且是可逆的；③应获得大量同步细胞群；④同步

应维持一个以上的细胞周期。但事实上，尽管已经开发出了许多细胞周期同步化方法，但并没有一种是完美的。物理类方法常无法提供足够数量的处于特定细胞周期阶段的细胞，所以存在同步性较低的不足。而化学类同步化过程中的操作不可避免会对细胞生理的扰乱达到不可接受的程度，从而表现出一定的毒副作用，也不适用于体内研究。

本实验将重点介绍如何通过血清饥饿来诱导体外培养的动物细胞同步化。因为在体外培养细胞时，血清常作为重要的营养物质来支持细胞的生长与分裂。反之，通过剥夺血清或使用低浓度血清培养细胞，则会促使细胞退出细胞周期循环并被阻滞在 G_0/G_1 期。这一方法的优点在于操作简单，对细胞的影响也较小。

二、方法与步骤

1. 接种细胞。取对数期生长的 HeLa 细胞，弃掉培养基，用 PBS 润洗 1 次，弃掉 PBS 后加入适量 0.25% 胰蛋白酶 –EDTA 后置于 37℃ CO_2 培养箱中消化 3 ~ 5 min。

2. 加入 3 ~ 5 倍体积 PBS 终止消化，小心吹打细胞制备细胞悬液。收集细胞到 15 mL 离心管。

3. 1 000 r/min 离心 5 min，弃掉上清。

4. 加入含有 10% 血清的 RPMI 1640 培养液重悬细胞，细胞计数，调整细胞密度在 1×10^5/mL。

5. 接种细胞到 35 mm 细胞培养皿（或 6 孔细胞培养板），每孔 2 mL。

6. 将细胞置于 CO_2 培养箱 37℃饱和湿度培养过夜。

7. 第 2 天取一组细胞（作为无血清饥饿条件组），弃掉培养皿中的培养液，用 PBS 润洗 1 次，每孔再加入无血清的 RPMI 1640 培养液 2 mL。

8. 将细胞重新放回 CO_2 培养箱 37℃培养 24 ~ 48 h。

9. 收集细胞进行细胞周期检测，比较剥夺血清组和对照组的细胞周期差异（具体方法参见实验 26）。

10. 同步细胞群还可根据需要结合其他方法用于分析细胞周期特定阶段细胞代谢、药物反应等各个方面生理功能变化。

【注意事项】

1. 不同细胞系对血清剥夺的反应性存在差异，无血清饥饿的时间会有不同。

2. 血清饥饿同步化的细胞，后续根据需要进一步恢复使用血清（或添加刺激生长的细胞因子）来培养，同时施加其他实验条件进行细胞生理功能分析。

【思考题】

1. 理想的细胞周期同步化应满足哪些标准？

2. 对于具有旺盛的自分泌促细胞生长细胞因子能力的细胞系，能通过血清饥饿来实现细胞周期同步化吗？

【作业】

1. 血清饥饿法通常将动物细胞的细胞周期同步化到哪个周期？

2. 怎样将部分细胞阻断在 G_2/M 期？

实验 26　流式细胞术与细胞周期的测定

【目的要求】

1. 了解流式细胞仪的工作原理及其结构。
2. 了解流式细胞术检测细胞周期的原理。
3. 熟悉细胞周期各个不同时相中 DNA 含量的变化。
4. 掌握利用流式细胞术检测细胞周期的方法。

【实验用品】

1. 实验器具　流式细胞仪、离心机、离心管、水浴锅。

2. 实验试剂　500 μg/mL 碘化丙啶溶液、70% 乙醇溶液、0.25% 胰蛋白酶 -EDTA、PBS（pH 7.4）、1% 牛血清白蛋白（BSA）、RNA 酶 A。

3. 实验材料　HeLa 细胞。

【实验内容和方法】

一、流式细胞仪的工作原理及其结构

流式细胞术（flow cytometry，FCM）是利用激光，对处在液流中的细胞进行多参数的快速定量分析或分选的技术。FCM 主要基于细胞的物理或化学性质，如大小、内部结构、DNA、RNA、蛋白质、抗原等进行快速测量或分类收集。FCM 以其快速、大量、灵敏和定量的特点，广泛用于基础研究和临床实践，在细胞生物学、免疫学、肿瘤学、药理学、遗传学、血液学及临床检验等领域发挥重要的作用。

（一）工作原理

待测样品的细胞悬液在鞘液的包围和约束下，其细胞排成单列高速由流动室喷嘴喷出，形成细胞液柱。液柱通过检测区时，在入射的激光束照射下产生前向角散射光（FSC）和侧向角散射光（SSC），它们分别反映细胞大小和细胞内部结构及颗粒。经特殊荧光标记的样品，在激光束的激发下所产生的特定荧光可被光学系统检测，并输送到计算机进行分析，如图 6-26-1 所示。

（二）分类

FCM 仪器分为两大类：一类为临床型，特点为仪器的光路调节系统固定，自动化程度高，操作简便，易学易掌握。另一类为科研型，通常选配有多种激光器和荧光通道，适用于更广泛的科学分析。此外还有一种“分选型流式（fluorescence-activated cell sorting，FACS）”，常用于将特定标记细胞分选到培养板中进行进一步培养。

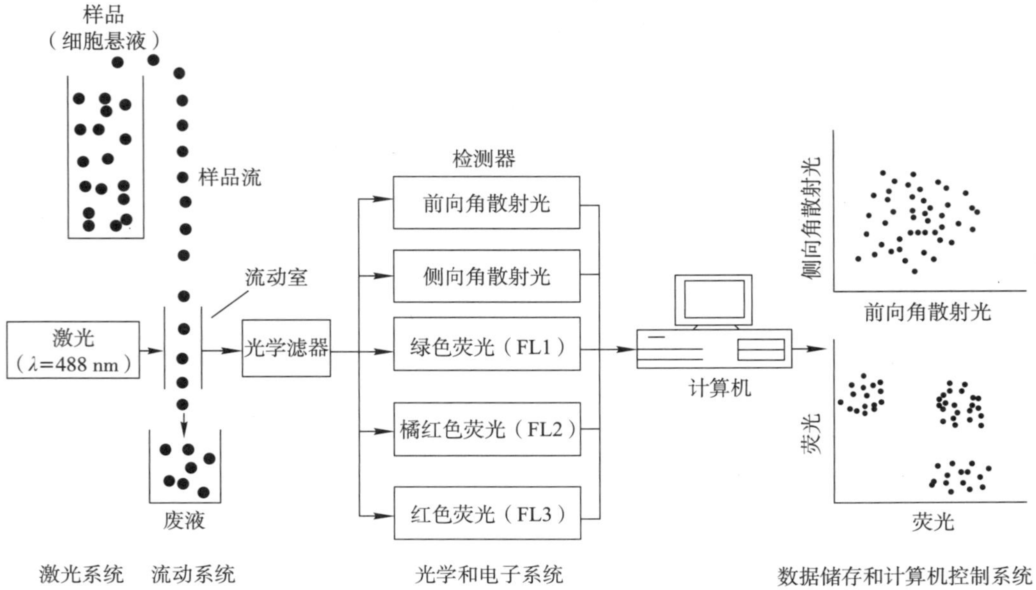

图 6-26-1 流式细胞仪的工作原理

（三）结构

FCM 的结构一般可分为 5 部分。

1. 流动系统　是流式细胞仪的心脏，因为细胞悬液在被检测之前必须首先形成一个很细的稳流，细胞在其内部排成单列通过测量区。细胞悬液和鞘液分别进入流动室，鞘液的作用是使样品悬液中的粒子组成单一纵列方式通过测量区，保证每个细胞通过激光照射区的时间相等，从而得到准确的细胞荧光信息。

2. 激光系统　流式细胞仪常以特定波长的激光或 LED 作为发光源，经过聚焦整形后的光束，垂直照射在样品流上，被荧光染料染色的细胞在激光束的照射下，产生散射光信号和荧光信号。常用的激光器主要有 375、405、445、488、561、633 nm 6 种激发波长可供选择并组合。

3. 光学和电子系统　激光束射至经流体力学聚焦的个别细胞和粒子后，光散射在各个方向（360°）发射。有两个光散射参数需收集，前向角散射（FSC）也被称为 0° 散射，检测器位于激光入射的前方，收集与激光照射方向平行的细胞散射光，角度在 2° 以下，主要用于检测细胞体积的大小。另一参数为侧向角散射（SSC），也被称为 90° 散射，检测器位于激光入射的侧面，用于检测细胞膜、细胞质、核膜等细胞内部结构及胞质内颗粒。

荧光信号是由对细胞进行染色的特异性荧光染料受到激光激发后发射的。荧光波长与激发波长不同，而且强度较弱，因此要使用光学滤片滤除非荧光信号并使用灵敏的检测器。荧光测量时通常使用线性放大器，即放大器的输出与输入呈线性关系，适用于较小范围内变化的信号，如前向角散射和 DNA 测量。但有时需要对数放大器，即放大器的输出与输入呈对数关系，如果原来输出为 1，当输入增加到原来的 10 倍时，输出是 2。在免疫学检测中常使用对数放大器，因为在免疫学的样品中，可能有的细胞未被染色而仅有自发荧光，为阴性群体；被染上色的细胞特异性荧光可能比自发荧光强数倍到数十倍，为阳性群体。使用对数放大器可以同时分辨出亮度差异大的多个细胞亚群，且容易选定不同亚群间的分界点，有利于流式细胞仪的分析和分选。

荧光信号的补偿：当用一种激光束同时激发两种染料发射出两种不同波长的荧光时，理论上讲可选择滤片仅使一种荧光被一个光电倍增管（PMT）检测，但由于两种荧光发射光谱的重叠，实际上少量不需要的另一种荧光也会被此光电倍增管所检测，导致假阳性结果。可用电补偿功能处理有关光谱重叠，补偿减去不适合荧光通道测定的重叠信号。

4. 数据储存和计算机控制系统　数据储存采用列表排队（list mode）方式。利用计算机用多种图形来表明各参数间的相互关系，以单参数直方图、双参数二维点图、等高图等方式显示。数据分析一般包括正确的分析范围，划分计算区域和计算结果。

5. 细胞分选　可使被指定的细胞从细胞群体中分离出来。流式细胞仪所测定的任何参数都可以作为细胞分选器的分选依据，被选出来的细胞的均一性与所测参数有关。

细胞分选的工作原理是把液滴形成信号在压电晶体上使之产生机械振动，液柱断裂成一连串均匀的液滴，一部分液滴中包有细胞，如果其特性与被选定要进行分选的细胞特性相符，则带有特定的电荷。带有电荷的液滴向下落入偏转板的高压静电场时，偏转落入指定的收集器内，完成细胞分类收集的目的（图 6-26-2）。

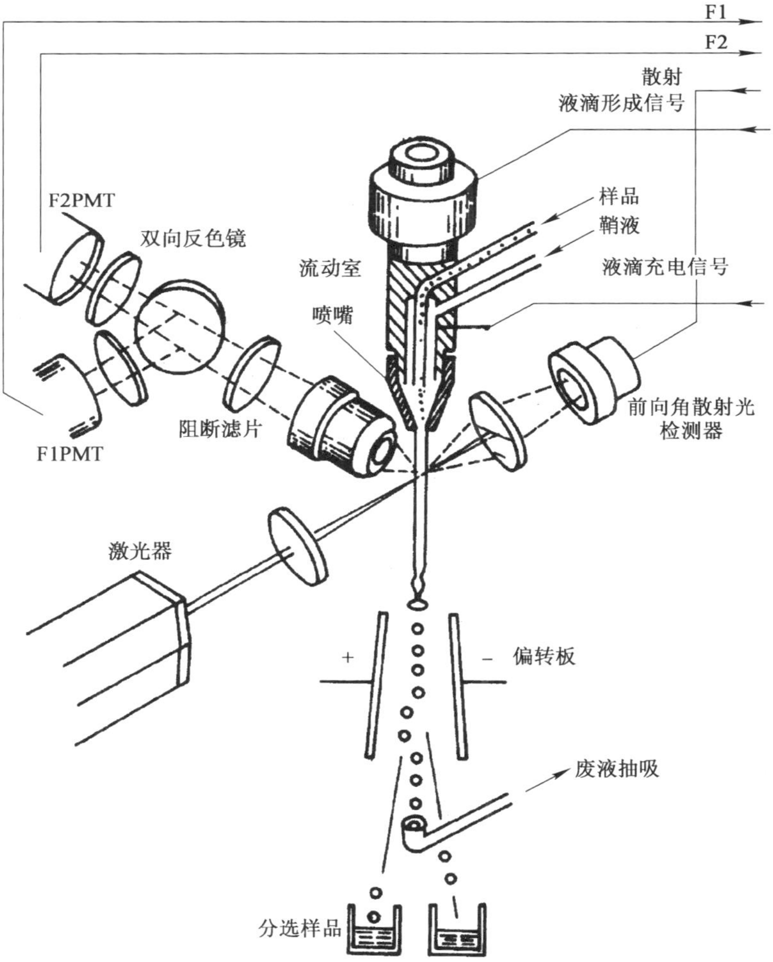

图 6-26-2　流式细胞仪细胞分选工作原理

（四）应用

1. 细胞群体异质性检测 根据细胞的内部和外部参量，利用流式细胞术可对细胞总体的亚群或某一亚群的异质性进行多参数分析。如临床常进行的淋巴细胞及其亚群检测等。

2. 单细胞水平上的多指标分析 包括细胞大小及其内部结构分析，细胞表面、细胞器及细胞质的抗原构成分析，总 DNA 和 RNA 分析，染色体内 DNA 分析，DNA 合成速率测定，细胞内蛋白质、酶及多糖含量的测定，细胞的活性测定，细胞膜电位、细胞内 pH 及细胞内钙的测定，细胞膜的流动性测定等。

3. 细胞分选 是指基于流式分析结果进一步分离（富集）出特定表型细胞。分选到的细胞可直接用于培养、核酸与蛋白提取、单细胞 PCR 扩增或原位杂交等研究。

二、流式细胞术测定细胞周期

（一）基本原理

一个标准的细胞周期通常分为四个时相：G_1 期、S 期、G_2 期和 M 期。在不同的细胞周期时相中细胞内 DNA 的含量存在差异。根据这一特点，对 DNA 进行荧光染色后，利用流式细胞术测量细胞中 DNA 荧光强度的变化并加以分析，就可以判断细胞所处的细胞周期时相。常用的核酸染料有 7- 氨基放线菌素（7-AAD）、4,6- 二脒基 -2- 苯基吲哚（DAPI）和碘化丙啶（propidium iodide，PI），其中 PI 是流式细胞术分析 DNA 时使用最广泛的染料，这种染料可以被 488 nm 的氩离子激光激发，嵌入双螺旋的碱基之间，使 DNA 或 RNA 的所有双链区域均被染色。由于 PI 不能渗入活性细胞膜，因此被检测的细胞必须经过固定处理。通常使用的固定剂有三种：甲醛、乙醇和丙酮。进行 DNA 测量时，为了避免对荧光的干扰，一般不使用醛类固定剂，多用 70% 乙醇固定细胞。乙醇固定的细胞可在 4℃储存几天甚至几周，然后再进行染色分析（图 6-26-3）。

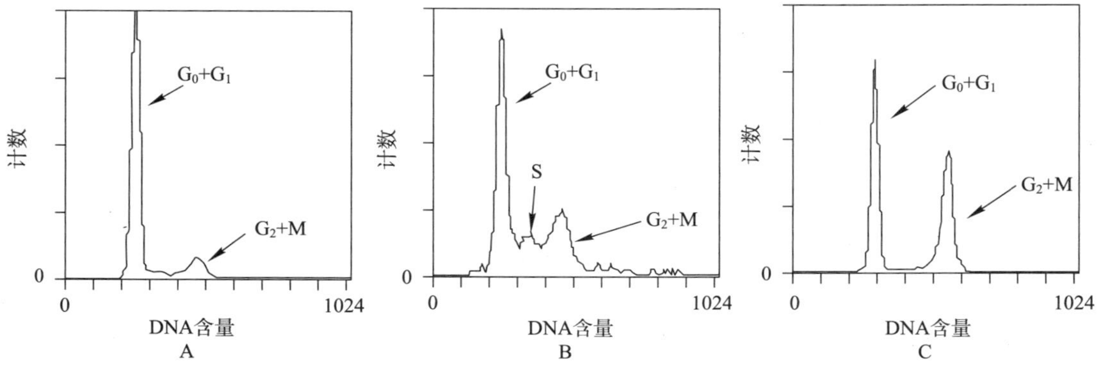

图 6-26-3 测定 DNA 含量研究细胞周期

A. 正常细胞周期 B. S 期和 G_2 期增长 C. G_2 期阻滞

（二）方法和步骤

1. 用胰蛋白酶消化培养的 HeLa 细胞，待充分消化为单细胞后加入适量 PBS 终止消化并移至 15 mL 离心管中。1 000 r/min 离心 5 min，弃上清。

2. 用 PBS 将细胞离心，洗涤 2 次，计数细胞总数，记在管上。
3. 加 5 mL 预冷的 70% 乙醇溶液重悬细胞，4℃固定过夜。
4. 取 1×10^6 细胞收集到 15 mL 离心管中，1 000 r/min 离心 5 min，弃乙醇。
5. 用 5 mL PBS+1%BSA 洗涤细胞 2 次。
6. 用手指对准沉淀轻弹，尽量使细胞团块松散。
7. 加入 500 μL PI 染液和 50 μL RNA 酶 A 溶液，充分混匀。
8. 4℃染色 4 h 以上或室温染色 30 ~ 40 min。
9. 在流式细胞仪 488 nm 激发波长下测定。

【注意事项】

1. PI 为致癌物质，避免皮肤直接接触。

2. 获得单个细胞的悬浮液对应用流式细胞术很关键。双联体、三联体等的存在（仪器观察为双倍或三倍荧光强度）会改变群体的真实分布。较大团块会堵塞管道系统，限制或阻挡流体流动。用简单的光学显微镜检查样品以确定起始为单个细胞是简单有效的方法。在分析前，样品直接用 35 μm 尼龙筛过滤，可以除去大多数会阻碍仪器运转的团块或特殊物质，同样，所有溶液也应被过滤。

3. 调节每种样品的浓度很重要，以保证样品具有相同的浓度。因此，检测前必须进行细胞计数。染色测定 DNA 含量时，染料浓度应饱和。细胞浓度变化较大将导致染色强度的变化。可用鸡红细胞内标防止和补偿这种变化，但经济的办法是细胞计数。

【思考题】

流式细胞术测定细胞周期的基本原理是什么？

【作业】

计算实验用 HeLa 细胞的 DNA 含量，计算处于各细胞周期 G_1/G_0、S 及 G_2/M 期的细胞百分数。

实验 27 细胞衰老的诱导和检测

【目的要求】

1. 掌握 β- 半乳糖苷酶染色法检测细胞衰老的原理。
2. 熟悉 β- 半乳糖苷酶染色法的基本步骤。
3. 了解细胞衰老的生物学意义。

【实验用品】

1. 实验器具　倒置显微镜、CO_2 培养箱、台式离心机、超净工作台（或生物安全柜）、移液器、pH 计、可加热磁力搅拌器、水浴锅（或气浴孵箱）、24 孔细胞培养板、枪头、细胞计数板。

2. 实验试剂　RPMI 1640 培养液、胎牛血清、青霉素－链霉素溶液（100×）、谷氨酰胺（100×）、0.25% 胰蛋白酶 –EDTA、依托泊苷（etoposide）、PBS 溶液（pH 7.4）、4% 多聚甲醛溶液、X–gal 染色工作液、去离子水。

3. 实验材料　MCF–7 乳腺癌细胞系。

【实验内容和方法】

一、实验原理

细胞衰老是由压力信号刺激，如 DNA 损伤、癌基因激活、氧化应激或外源性毒物暴露等所产生的一种特定细胞生理状态。细胞衰老不同于细胞死亡，衰老的细胞在一段时间内仍保持代谢活性，并会出现一些明显的变化，如细胞周期停滞、衰老相关分泌表型、大分子损伤及代谢紊乱等特征。

以衰老细胞的代谢变化为例，通常在衰老细胞中可见溶酶体数量和大小均有所增加，这是功能失调的溶酶体在衰老细胞中逐渐累积，以及通过代偿产生更多的新溶酶体来进一步平衡的结果，有助于细胞应对细胞能量供应不足及废物降解增多的需求。在衰老的过程中，衰老相关 β- 半乳糖苷酶（senescence–associated β–galactosidase，SA–β–gal）会在溶酶体积累。通常，低水平的 SA–β–gal 在正常人体细胞主要表达在溶酶体，此酶催化底物 X–gal 发生显色反应的最佳 pH 为 4.0（Miller JH，1972 年）。Dimri GP 等（1995 年）和 Kruz DJ 等（2000 年）进一步在衰老细胞中发现 SA–β–gal 的表达水平和活性会因为溶酶体的大量累积而显著升高，且酶的最适 pH 还会进一步偏移至 6.0。因此，通过测定 pH 6.0 时细胞的 SA–β–gal 活性（将底物 X–Gal 反应为蓝绿色）可以来评估细胞衰老的程度。

依托泊苷是一种拓扑异构酶Ⅱ抑制剂类抗肿瘤药物，其作用机制与引起 DNA 损伤有关。在高浓度时可引起肿瘤细胞凋亡，低浓度能引起肿瘤细胞衰老。

二、方法与步骤

1. 取对数期生长的 MCF–7 细胞，用 0.25% 胰蛋白酶 –EDTA 消化后用 RPMI 1640 培养液（含 10% 胎牛血清，1× 青霉素－链霉素和谷氨酰胺，密度为 1×10^5/mL），接种于 24 孔板，每孔加入 0.5 mL 细胞悬液。

2. 24 h 后，给 24 孔板中的处理组加入终浓度 10 μmol/L 的依托泊苷继续培养 48 h。

3. 弃掉培养板中的培养液，加入 1 mL PBS 润洗 1 次。

4. 加入 1 mL 4% 多聚甲醛溶液，室温固定 5 min。

5. 弃掉固定液，用 PBS 润洗 3 次，每次 3 min。

6. 弃掉 PBS 洗液，每孔加入 1 mL X–gal 染色液。用石蜡膜封口防止液体蒸发，置于水浴锅中 37℃避光孵育过夜。

7. 弃掉染液，每孔用 1 mL 去离子水润洗 3 次。

8. 加入 1 mL PBS，转移培养板到倒置显微镜下观察并拍照。

9. 计数细胞质呈现为蓝绿色的阳性细胞并计算比例。

【注意事项】

1. X-gal 工作液的 pH 用 0.1 mol/L 柠檬酸溶液调整。X-gal 工作液需要新鲜配制。
2. X-gal 工作液的显色时间与细胞类型和状态等密切相关。孵育时间在 4 ~ 24 h。
3. 固定时间过长或固定溶液洗涤不彻底会影响后续的显色反应。
4. 37℃孵育不能在 CO_2 培养箱中进行。
5. 如不能及时观察，可用封片液封片后 4℃保存较长时间。
6. 阳性细胞判定：细胞体型较正常细胞稍大，细胞内部结构清晰；相较于正常细胞的浅色背景色，依托泊苷处理后的 MCF-7 细胞中可见较多深染的蓝绿色颗粒或团块。

【思考题】

1. 细胞衰老 β- 半乳糖苷酶染色反应为什么不能在 CO_2 培养箱中进行孵育？
2. 细胞衰老检测在以肿瘤为代表的疾病中有什么意义？
3. 依托泊苷为什么能引起 MCF-7 细胞衰老？

【作业】

拍照记录 β- 半乳糖苷酶染色后的细胞形态，并描述衰老细胞的特征。

实验 28 细胞凋亡的检测

【目的要求】

1. 了解凋亡细胞的形态特征。
2. 学习细胞凋亡的检测方法。

【实验用品】

1. 实验器具　光学显微镜、染色缸、冰箱、细胞计数板、小搪瓷盘、解剖剪、镊子、试管架、吸管、载玻片、盖玻片、染色盘架、擦镜纸、烧杯、量桶、水浴箱、滤纸、湿盒、细胞培养瓶 T75、一次性注射器、离心管、离心机、75% 酒精棉球。

2. 实验试剂　二甲苯、无水乙醇、95% 乙醇溶液、75% 乙醇溶液、PBS、蛋白酶 K、蒸馏水、10% 中性甲醛溶液、乙酸、2%H_2O_2 的 PBS、TdT 酶缓冲液、TdT 酶反应液、洗涤与终止反应缓冲液、过氧化物酶标记的抗地高辛抗体（ONCOR）、新鲜配制的 0.05% 二氨基联苯胺（DAB）溶液、甲基绿、二甲苯、中性树胶、琼脂糖、10 × TBE 溶液、1% 溴酚蓝溶液、蔗糖、DNA 抽提缓冲液、DNA 染液（碘化丙啶，PI）、1 mg/mL 喜树碱溶液、RPMI 1640 培养液、胎牛血清、青霉素 – 链霉素溶液（100 × ）、吉姆萨染液、甲醇。

3. 实验材料　石蜡包埋组织切片或冷冻组织切片或培养细胞或从组织分离出的细胞，腹水瘤细胞（S180），C57/B6 小鼠。

【实验内容和方法】

一、凋亡细胞的形态学观察

（一）实验原理

腹水瘤细胞（S180）是以肿瘤细胞在腹水中处于漂浮状态下进行繁殖为特征的肿瘤细胞，具有恶性肿瘤的明显特征。喜树碱是一种植物抗癌药物，从我国中南、西南分布的喜树中提取获得，1976 年由中国化学家高怡生等合成消旋喜树碱，在胃肠道和头颈部癌等肿瘤治疗中得到应用。

本实验首先给小鼠接种 S180 细胞建立腹腔荷瘤小鼠模型，然后通过腹部注射喜树碱溶液进行肿瘤治疗，并从腹水中获得喜树碱诱导的凋亡肿瘤细胞，对其进行染色后，观察凋亡肿瘤细胞的形态学变化。

（二）方法和步骤

1. 腹水瘤小鼠制备和治疗

（1）培养肿瘤细胞　体外培养腹水瘤 S180 细胞，选择处于对数生长期、活力良好的细胞，常规传代培养方法制备成细胞悬液，1 000 r/min 离心 5 min 收集细胞，弃除上清，细胞沉淀用适量的 PBS 重悬，制备成密度为每毫升 1×10^7 个细胞的悬液。

（2）建立荷瘤小鼠模型　给 4 ~ 8 周成年小鼠腹腔注射细胞悬液，每只注射 200 μL，每天观察，待 5 ~ 7 天后，小鼠腹腔出现明显腹水，即可认为造模成功。

（3）喜树碱治疗　将小鼠随机分成两组，对照组每只小鼠腹腔注射 1 mL 生理盐水，治疗组每只小鼠腹腔注射 1 mL 喜树碱溶液（浓度为 1 mg/mL）。

2. 收集腹水瘤细胞

（1）注射喜树碱 24 h 后，二氧化碳窒息法（或颈椎脱臼法）处死小鼠，然后立即用 1 mL 注射器分批次吸取小鼠腹腔液，收集至 15 mL 离心管中（一般每只小鼠可取到 5 ~ 7 mL 腹腔液），然后 1 000 r/min 离心 5 min 收集细胞。

（2）弃上清，加入 5 mL PBS 缓冲液，重悬细胞沉淀，然后 1 000 r/min 离心 5 min 收集细胞。弃上清，再用相同方法重复清洗 2 次。

（3）根据细胞沉淀多少，加入适量的 PBS（0.5 ~ 1 mL），重悬细胞，制备成细胞悬液。

3. 一般观察　取一滴细胞悬液滴于干净载玻片中央，制备成临时装片。普通光学显微镜下观察，注意区分肿瘤细胞和凋亡的肿瘤细胞。

4. 细胞核染色后观察

（1）用细胞悬液制备细胞涂片，晾干后放入甲醇：冰醋酸（3：1）固定液中固定 10 min。

（2）取出后晾干，在细胞涂片上滴加吉姆萨染液，染色 12 min。

（3）用蒸馏水从载玻片一端冲洗载玻片，直至冲洗液无色，晾干，普通光学显微镜下观察。

镜下可见对照组肿瘤细胞大多数细胞膜完整，膜界面清晰，细胞质均一透明（图 6–28–1A1），染色后着色均匀（图 6–28–1B1）。治疗组凋亡的肿瘤细胞明显增多，表现为胞质皱缩，细胞膜有多个突出的小泡（图 6–28–1A2），核内染色不均匀，可见染色质断裂和凝集形成的深染团块，有的团块被细胞膜包裹形成突出的小泡（出泡），并即将脱落形成凋亡小体（图 6–28–1B2）。

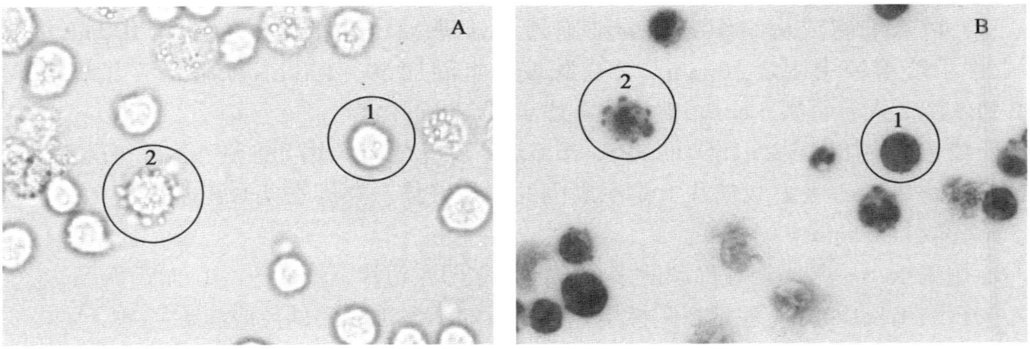

图 6–28–1 喜树碱诱导肿瘤细胞凋亡的形态学观察

A. 临时装片观察 B. 吉姆萨染色后观察

（海军军医大学刘清桂供图）

【注意事项】

1. 荷瘤小鼠模型制备时，注意接种细胞浓度和细胞体积，腹水瘤细胞接种量太少会延长造模时间；接种量太大，小鼠成瘤时间短且容易死亡。细胞接种过程中注意无菌操作。

2. 药物诱导需设置对照组，两组腹水中的细胞可用以判断细胞凋亡是否诱导成功。

3. 取腹水的操作注意注射器扎针部位，而且不要过深以防扎入内脏。

4. 制备临时装片和涂片时，注意细胞密度。细胞过密不利于细胞形态的观察和区分。

二、末端标记法检测凋亡细胞

（一）实验原理

细胞凋亡时，由于染色体的断裂会产生一系列 DNA 3′—OH 末端。因此，可利用末端脱氧核苷酸转移酶（terminal deoxynucleotidyl transferase，TdT）的作用，将脱氧核糖核苷酸和荧光素、过氧化物酶、碱性磷酸化酶或生物素形成的衍生物标记到 DNA 的 3′ 末端，从而进行凋亡细胞的检测，这类方法称为 TdT 介导的缺口末端标记法。由于正常的或正在增殖的细胞几乎没有 DNA 的断裂，因而无 3′—OH 形成，很少能够被染色。故该方法能准确地反映细胞凋亡最典型的生物化学和形态特征，可用于石蜡包埋组织切片、冷冻组织切片、培养的细胞和组织细胞的凋亡测定，灵敏度远高于一般的组织化学和生物化学测定法，可检测出极少量的凋亡细胞，因而在细胞凋亡的研究中已被广泛采用。

（二）步骤和方法

1. 标本预处理

（1）石蜡包埋组织切片的预处理 ①将组织切片置于染色缸中，用二甲苯洗 2 次，每次 5 min；②用无水乙醇洗 2 次，每次 3 min；③用 95% 和 75% 乙醇溶液各洗 1 次，每次 3 min；④用 PBS 洗 5 min，加入蛋白酶 K 溶液（20 μg/mL），室温水解 15 min 去除组织蛋白；⑤用蒸馏水洗 4 次，每次 2 min，然后按下述步骤 2 进行操作。

（2）冷冻组织切片的预处理 ①将冷冻组织切片置 10% 中性甲醛溶液中，室温下固定 10 min 后，用 PBS 洗 2 次，每次 5 min；②置乙醇：乙酸（2：1）的溶液中，于 −20℃处理 5 min，用 PBS 洗 2 次，每次 5 min，然后按下述步骤 2 进行操作。

（3）培养细胞或从组织分离的细胞的预处理 ①在室温下将约 5×10^7/mL 细胞于 4% 中性甲醛溶液中固定 10 min；②在载玻片上滴加 50 ~ 100 μL 细胞悬液并使之干燥；③用 PBS 洗 2 次，每次 5 min，然后按下述步骤 2 进行操作。

2. 染色缸中加入含 2%H_2O_2 的 PBS，于室温下反应 5 min。用 PBS 洗 2 次，每次 5 min。

3. 用滤纸小心吸去载玻片上组织周围的多余液体，立即在切片上加 2 滴 TdT 酶缓冲液，置室温 1 ~ 5 min。

4. 用滤纸小心吸去切片周围的多余液体，立即在切片上滴加 54 μL TdT 酶反应液，置湿盒中于 37℃反应 1 h（注意：阴性染色对照，加不含 TdT 酶的反应液）。

5. 将切片置于染色缸中，加入已预热 37℃的洗涤与终止反应缓冲液，于 37℃保温 30 min，每 10 min 将载玻片轻轻提起和放下一次，使液体轻微搅动。

6. 切片用 PBS 洗 3 次，每次 5 min，然后直接在切片上滴加 2 滴过氧化物酶标记的抗地高辛抗体，于湿盒中室温反应 30 min。

7. 用 PBS 洗 4 次，每次 5 min。

8. 在组织切片上直接滴加新鲜配制的 0.05%DAB 溶液，室温显色 3 ~ 6 min。

9. 用蒸馏水冲洗 4 次，前 3 次每次 1 min，最后 1 次 5 min。

10. 室温下用甲基绿进行复染 10 min。用蒸馏水洗 3 次，前两次将载玻片提起放下约 10 次，最后 1 次静置 30 s。依同样方法再用 100% 正丁醇洗 3 次。

11. 用二甲苯脱水 3 次，每次 2 min，树胶封片、干燥后，在光学显微镜下观察并记录实验结果。

在普通光学显微镜下观察细胞核形态。凋亡细胞的染色质浓缩并靠近核膜，核膜裂解，染色质分割成块状和凋亡小体等典型的凋亡形态（图 6–28–2 及彩图）。镜下可观察到凋亡细胞的细胞核在蓝紫色的背景下出现的黄褐色斑状物质处即为 DNA 断裂处，实验一定要设立阳性和阴性细胞对照。阳性对照的切片可使用 DNase Ⅰ 部分降解的标本，阳性细

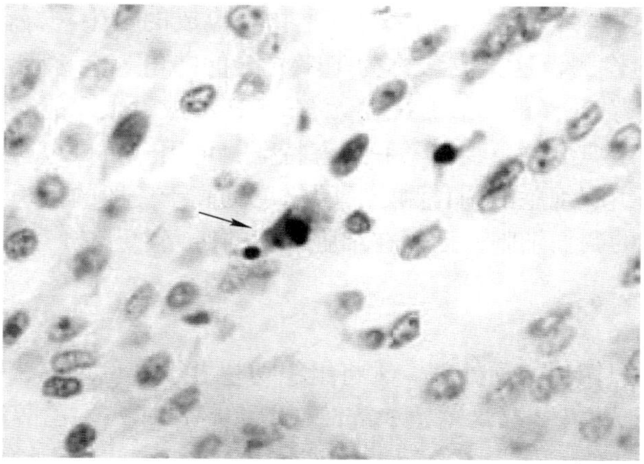

图 6–28–2 凋亡细胞与凋亡小体

胞对照的材料可使用地塞米松（1 mmol/L）处理 3 ~ 4 h 的大、小鼠胸腺细胞或人外周血淋巴细胞。阴性对照不加 TdT 酶，其余步骤相同。

三、流式细胞术检测细胞凋亡

利用流式细胞术研究细胞凋亡具有简单、快速、敏感性高、既可定性又可定量的优点。常用的方法有亚 G_1 峰检测法和 annexin V/PI 双染色法。

（一）亚 G_1 峰检测法

1. 实验原理 处于增殖周期中的细胞，根据其所处不同周期时相（G_0/G_1、S、G_2/M），DNA 含量分布在 $2n \sim 4n$ 之间。发生凋亡的细胞由于核内 DNA 裂解成许多小片段，在乙醇固定后用细胞膜通透剂使相对分子质量小的 DNA 片段穿过细胞膜，细胞原有 DNA 部分丢失，仅剩下大片段的 DNA，这些细胞在 DNA 染色后，用流式细胞术检测其 DNA 含量，会出现 1 个 DNA 含量 $<2n$（即 $<G_1$ 期细胞）的分布区，称为“亚 G_1 峰”。因此处于“亚 G_1 峰”的细胞代表样品中的凋亡细胞。

2. 方法和步骤

（1）消化收集 1×10^6 个经不同实验条件处理的 HeLa 细胞，PBS 洗 2 次，1 000 r/min 离心 5 min，收集细胞，用 70% 乙醇溶液固定（−20℃冰箱）2 h 以上。

（2）洗涤：离心（1 000 r/min，5 min），弃去乙醇，细胞重新悬浮于 10 mL PBS 中，再离心（1 000 r/min，5 min），弃去上清。

（3）DNA 片段抽提：将细胞重新悬浮于 0.5 mL PBS，加入 1 mL DNA 抽提缓冲液，混匀，室温下静置 5 min，离心（1 000 r/min，5 min），弃去上清。

（4）DNA 染色：将细胞重新悬浮于 500 μL PI 溶液和 50 μL RNA 酶 A，室温下避光染色 30 min。

（5）流式细胞仪测定：选用波长 488 nm 蓝色激发光，同时测定红色荧光和前向角散射光；每例样品测定 5 000 ~ 10 000 个细胞。

3. 结果分析 实验组（经诱导凋亡处理组）的 DNA 组方图上，在 G_1 峰前出现一个呈高斯分布的峰（亚“G_1”峰），分析峰的百分比即可得出凋亡细胞的百分比；空白对照组因无凋亡发生而不出现亚“G_1”峰，或有些细胞系可有自发性细胞凋亡发生，但其百分比不超过 5%；发生坏死的细胞或机械性损伤的细胞在 G_1 峰前不出现呈高斯分布的亚“G_1”峰，但可出现一个连续的 DNA 小片段分布曲线，以此可与凋亡区分开来（图 6–28–3）。

（二）膜联蛋白 V/PI 双染色法

细胞凋亡早期改变发生在细胞膜表面，目前早期识别仍有困难。这些细胞膜表面的改变之一是磷脂酰丝氨酸（phosphatidylserine，PS）从细胞膜内转移到细胞膜外，使 PS 暴露在细胞膜外表面。PS 是一种带负电荷的磷脂，在未发生凋亡时主要存在于细胞膜的内层，在细胞发生凋亡时细胞膜上的这种磷脂分布的不对称性被破坏而使 PS 暴露在细胞膜外。膜联蛋白（annexin）V 是一种 Ca^{2+} 依赖的磷脂结合蛋白，具有易于结合到磷脂类（如 PS）上的特性，对 PS 有高度的亲和性，因此该蛋白可充当敏感的探针检测暴露在细胞膜表面的 PS。PS 转移到细胞膜外不是凋亡所独有的，也可发生在细胞坏死中。两种细胞死亡方式间的差别是在凋亡的初始阶段细胞膜是完好的，而细胞坏死在其早期阶段细胞膜的完整

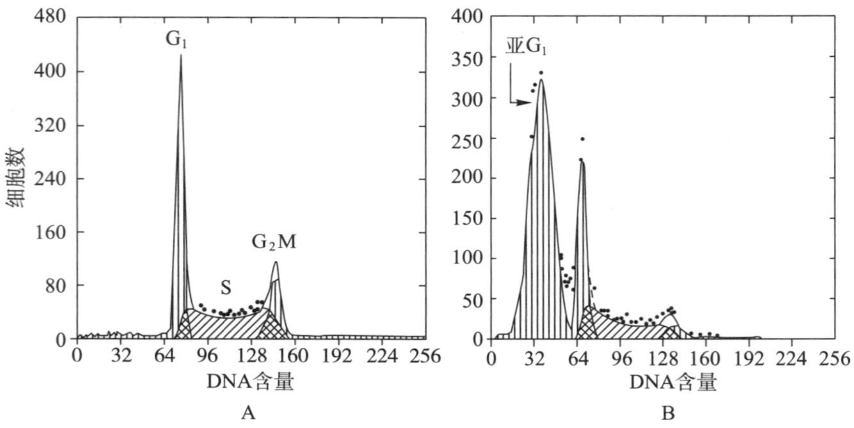

图 6-28-3　正常细胞和凋亡细胞 DNA 含量

A. 正常细胞　B. 凋亡细胞

性就被破坏了。因此，可以建立一种用膜联蛋白 V 结合在细胞膜表面作为细胞凋亡的指示，并结合一种核酸染料排除试验以检测细胞膜的完整性的检测方法。该法是用异硫氨酸荧光素（FITC）标记膜联蛋白 V，同时结合使用 PI 拒染法（图 6-28-4）。

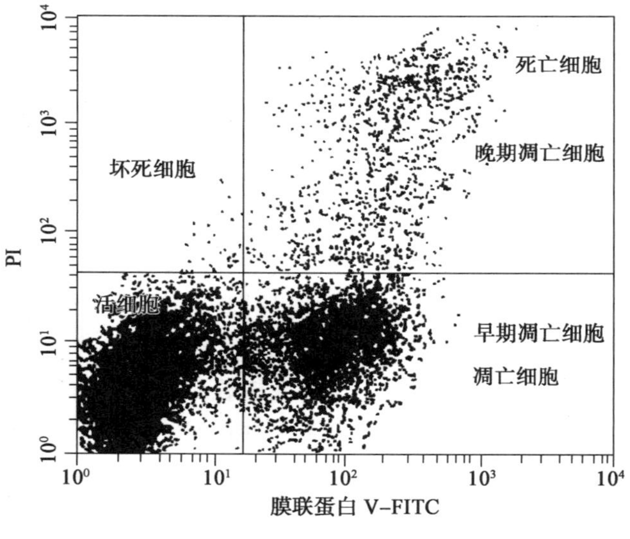

图 6-28-4　膜联蛋白 V/PI 双染色法检测凋亡细胞结果

可利用膜联蛋白 V-FITC 细胞凋亡检测试剂盒进行分析，详细步骤见说明书。

【注意事项】

1. 获得单个细胞的悬浮液对应用流式细胞术很关键。双联体、三联体等的存在（仪器观察为双倍或三倍荧光强度）会改变群体的真实分布。较大团块会阻碍仪器运转，限制或阻挡流体流动。用简单的光学显微镜检查样品以确定起始为单个细胞是简单有效的方法。在分析前，样品直接用 35 μm 尼龙筛过滤，可以除去大多数会阻碍仪器运转的团块或特殊物质，同样，所有溶液也应被过滤。

2. 调节每种样品的浓度很重要，以保证样品具有相同的浓度。因此，检测前必须进行细胞计数。染色测定 DNA 含量时，染料浓度应饱和。细胞浓度变化较大将导致染色强度的变化。可用鸡红细胞内标防止和补偿这种变化，但经济的办法是细胞计数。

四、琼脂糖凝胶电泳法检测凋亡细胞

这种方法根据凋亡细胞中核酸内切酶被活化，其染色质在核小体的连接处被切断的特点，可以鉴别 3 种不同类型的细胞。如果将细胞的基因组 DNA 进行琼脂糖凝胶电泳，可以发现凋亡细胞被降解成为间隔 180 ~ 200 bp（即核小体 DNA 长度）整数倍的阶梯状电泳条带；正常细胞的 DNA 不降解，电泳条带为一条大分子片段；坏死细胞的基因组 DNA 是随机断裂的，电泳后显示出连续分布的弥散状条带（图 6–28–5 及彩图）。

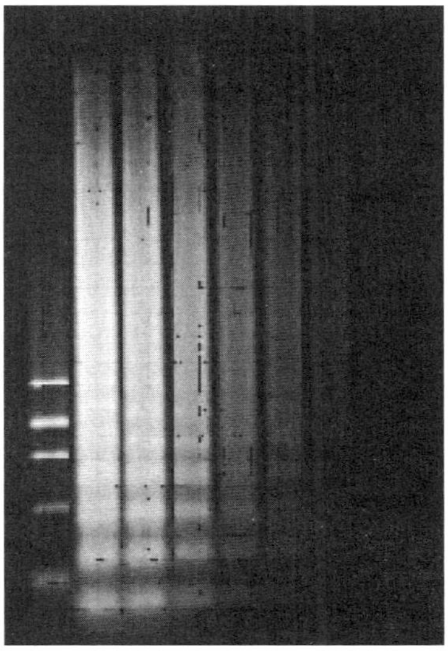

图 6–28–5　琼脂糖电泳呈现凋亡细胞的 DNA

DNA 呈阶梯状分布的条带

【思考题】

1. 如果观察到的结果中未见预期的凋亡细胞，分析可能的原因有哪些？
2. 细胞凋亡与细胞坏死的区别是什么？
3. 细胞凋亡的检测方法有哪些？
4. 研究细胞凋亡的生物学意义是什么？

【作业】

1. 根据实验结果，描述凋亡细胞的主要形态学特征。
2. 绘制观察到的正常细胞和凋亡细胞的形态学图片。

3. 简述由末端脱氧核苷酸转移酶介导的缺口末端标记法检测细胞凋亡的原理和特点。

（胡劲松）

数字课程学习

教学 PPT　　自测题　　扩展知识

第七章　细胞遗传学

细胞学和遗传学结合建立了细胞遗传学，其主要是从细胞学的角度，特别是从染色体的结构和功能，以及染色体和其他细胞器的关系来研究遗传现象，阐明遗传和变异的机制。染色体是遗传物质的载体。对每一个物种而言，其染色体的数目、形态、结构和功能在世代相传的过程中能保持稳定。

细胞遗传学研究的主要对象是正常或异常的染色体。细胞遗传学的发展，离不开染色体技术的发展。1848 年 Hofmeister 发现了染色体，1888 年由 Waldeyer 正式命名。1959 年，基于低渗法制备染色体方法的突破，蒋有兴等明确证实了人的 $2n$ 染色体为 46 条，这是近代人类细胞遗传学得以发展的起始点。1970 年染色体显带技术问世，带来人类遗传学的飞速发展。80 年代初出现的染色体切割技术，开辟了现代遗传学研究的新领域，缩短了传统细胞遗传学与分子生物学之间的距离。临床细胞遗传学检查已经成为诊断遗传性疾病或评估生殖健康状况的重要检查方法，主要是通过对人体细胞进行染色体分析，以确定染色体的数量、结构和功能是否正常。此外，细胞遗传学中还有一些新技术在评估环境因素、化学物质及辐射等对遗传物质的影响中具有重要应用，为我们提供了有力工具。

本章将介绍几种经典的染色体技术。

实验 29　动物细胞染色体标本的制备与观察

【目的要求】

1. 初步掌握动物骨髓染色体标本制备的基本过程和原理。
2. 了解常用实验动物染色体的形态与数目。

【实验用品】

1. 实验器具　普通离心机、普通天平、普通显微镜、小搪瓷盘、剪刀、镊子、注射器、离心管、吸管、试管架、预冷的载玻片、染色盘架、酒精灯、记号笔、纱布或卫生纸、吸水纸、烧杯、量桶、恒温水浴箱、擦镜纸。

2. 实验试剂　低渗液（0.075 mol/L 氯化钾溶液）、甲醇冰醋酸（3∶1）固定液、吉姆萨染液、秋水仙素（100 μg/mL）、磷酸缓冲液（pH 6.8）、香柏油、乙醇。

3. 实验材料 小鼠骨髓，蟾蜍、小鼠、大鼠、家兔、狗和人染色体标本片。

【实验内容和方法】

一、小鼠骨髓细胞染色体标本的制备

（一）原理

染色体是间期细胞中的染色质在细胞分裂期高度凝聚折叠所形成的结构，其形态结构特征在有丝分裂中期细胞中最为典型，因此，要制备并观察细胞的染色体需要用分裂期的细胞且尽可能使其处于有丝分裂的中期。通常，处于指数增长期的体外培养细胞、人和动物的骨髓中均有较多的分裂期细胞，可直接用来进行染色体制备和分析。外周血中虽然也有大量的有核细胞，但其中的分裂细胞很少，不能直接用来进行染色体的制备，但可用细胞生长刺激因子——植物血凝素（phytohemagglutinin，PHA）来刺激外周血中的淋巴细胞分裂，体外短期培养后获得大量分裂期细胞再进行染色体制备和分析。而要想获得处于有丝分裂中期的细胞，通常采用秋水仙素来处理细胞，因秋水仙素可抑制微管合成，从而破坏纺锤体的形成，使分裂细胞停滞在有丝分裂中期。本实验将以小鼠骨髓为材料进行染色体的制备和观察。

（二）方法和步骤

1. 注射秋水仙素 在实验前 3 ~ 4 h 先给小鼠腹腔注射秋水仙素（2 μg/g 体重）。

2. 取股骨 每组领取小鼠一只，二氧化碳窒息法或者颈椎脱臼法处死小鼠后，在盘中用剪刀剪开后肢大腿上的皮肤和肌肉，暴露出股骨及其两端相连的关节，然后从两端关节头处分离下股骨，用卫生纸擦净骨上残余的肌肉和血液。

3. 收集细胞和低渗处理 先在离心管中加入 8 mL 0.075 mol/L KCl 低渗溶液，然后在股骨两端小心剪去少量骨质使骨髓腔暴露（注意不能剪掉太多，以防骨髓细胞过多丢失）。用镊子夹住股骨中部，用注射器抽取离心管中的低渗溶液，将针头从股骨一端插入骨髓腔，冲洗腔内骨髓于离心管中，反复冲洗直至骨髓腔变白为止。在 37℃水浴，静止放置 30 min 左右。低渗处理可使细胞膨胀，促使中期染色体散开。

4. 固定 在终止低渗处理前 1 ~ 2 min，加入甲醇冰醋酸固定液 0.5 mL（甲醇：冰醋酸 =3：1），用吸管轻轻吹打混匀进行预固定。各组将离心管做好标记，重量平衡后，以 1 000 r/min 离心 6 min，用吸管小心吸去上清液，沿管壁加入固定液 5 mL，并用吸管将沉淀物轻轻吹散，使细胞悬浮均匀。静置 15 ~ 20 min，再次离心，弃上清液。必要时再进行一次固定。

5. 滴片 在留有细胞团的离心管中加入 0.3 ~ 0.5 mL 固定液，用吸管轻轻吹打制成细胞悬液。注意吹打时不要把悬液吸到吸管上部的宽大部分，以免细胞黏于管壁上而丢失。然后，每人取一张预冷的载玻片，吸取细胞悬液，在离载玻片 20 ~ 30 cm 的高度滴 2 ~ 3 滴于冰载玻片上，轻吹片上的液滴，立即在酒精灯火焰上微烤，以使染色体铺展和分散。制片倾斜放置、晾干。

6. 染色 将标本片平放于染色盘架上，用吉姆萨染液（pH 6.8 磷酸缓冲液 1：10 稀释）染色 12 min 左右，细水流冲去多余染液，晾干待检。

二、染色体标本的观察和计数

（一）家兔染色体标本的观察和计数

取一张家兔外周血淋巴细胞染色体标本片，在低倍镜下观察散在间期淋巴细胞的中期分裂象（处于分裂中期的细胞破裂所逸出的全部染色体）的形态，再换高倍镜观察，选择分散适度、染色体不重叠的中期分裂象（图 7–29–1），在油镜下仔细观察染色体的形态（图 7–29–2）。

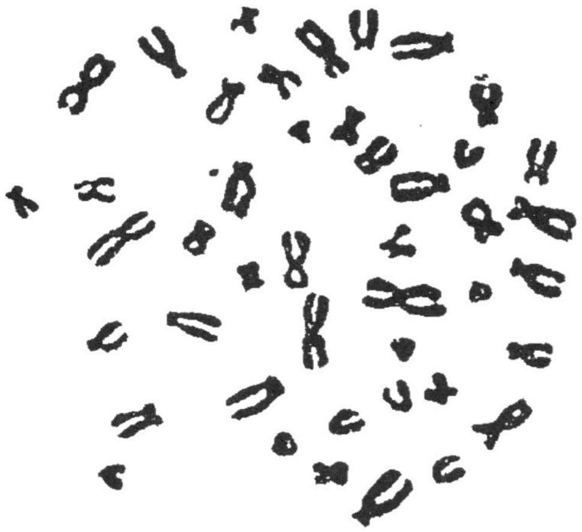

图 7–29–1　家兔（雄）中期分裂象（外周血淋巴细胞）

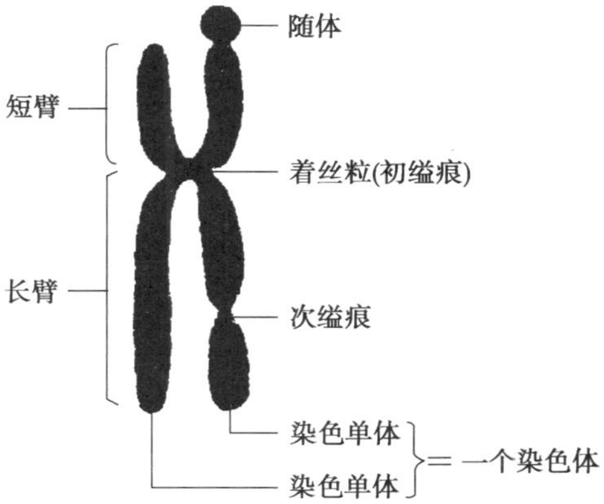

图 7–29–2　中期染色体模式图

分裂象中的染色体大小不等、形状不同，但每一条染色体都具有两个染色单体，以着丝粒相连。着丝粒在标本上为一狭窄的淡染区，从着丝粒向两端就是染色体的两臂。若着丝粒不在中央，则将染色体分隔成短臂和长臂，根据着丝粒的位置可以把染色体分为中着丝粒染色体、近中着丝粒染色体、近端着丝粒染色体和端着丝粒染色体（图 7–29–3）。在镜下注意区分这几种类型的染色体。在有些染色体臂上，有时还能观察到一狭窄的淡染区，叫次缢痕。最后计数染色体的数目，并根据最小的端着丝粒染色体的数目（雌兔 4 个、雄兔 5 个）来判断你所观察的家兔的性别。

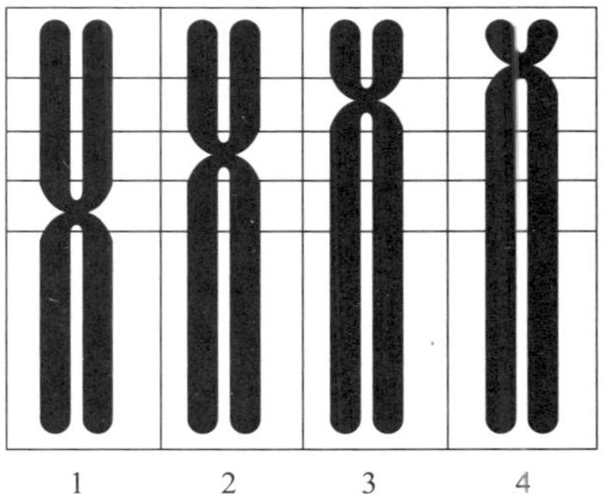

图 7–29–3　染色体的类型

1. 中着丝粒染色体　2. 近中着丝粒染色体
3. 近端着丝粒染色体　4. 端着丝粒染色体

（二）小鼠骨髓细胞染色体标本的观察和计数

在低倍镜下观察已制备好的小鼠骨髓细胞染色体标本片，找到染色体分散良好的分裂象后，换高倍镜和油镜仔细观察，注意小鼠染色体的类型，计数染色体数目，并根据最短的染色体（雄性 3 个、雌性 2 个）来区别性别。

（三）人、蟾蜍、大鼠和狗的染色体标本的观察（示教）

观察示教台上显微镜下各分裂象，注意染色体的形态和数目。

【注意事项】

1. 秋水仙素处理时间过长，分裂细胞多，染色体短小；反之，则少而细长，都不宜观察形态及计数。故秋水仙素的浓度及时间要准确掌握。

2. 低渗处理时间要适当，低渗后混匀细胞一定要轻，否则引起膜破裂、染色体散失。

3. 离心速度过高，细胞团不易打散；反之，细胞易丢失。

4. 固定液应在使用前临时配制。

5. 载玻片一定要洁净，否则染色体分散不好。

【思考题】

1. 如在实验前忘记给小鼠腹腔内注射秋水仙素，所制备的染色体片会出现怎样的情况？

2. 在制片中如低渗不足或低渗过度会出现什么问题？

【作业】

1. 在油镜下绘制一个小鼠骨髓细胞的中期分裂象（应选择分散良好、数目完整的分裂象），注明染色体的类型、着丝粒、染色单体和臂等名称，并注明性别。

2. 记录所观察的人和各种动物染色体的数目。

3. 你制备的小鼠骨髓细胞染色体标本片，分裂象是否多？染色体分散程度如何？有什么不足之处？原因何在？

实验 30 人类染色体标本的制备及核型分析

人类染色体标本制备最常用的细胞是外周血淋巴细胞，但正常情况下，人外周血淋巴细胞 G 期中分裂增殖的细胞很少，无法直接用于染色体的制备，而是要在体外加入植物血凝素（PHA）短期培养外周血淋巴细胞，PHA 可刺激淋巴细胞分裂，培养 72 h，细胞进入增殖旺盛期，此时加入秋水仙素抑制细胞分裂，使细胞分裂停止在中期以获得足够量的分裂期细胞，再经低渗、固定、制片、染色后镜下观察以进行核型分析。人体的 1 mL 外周血内一般含有 $1\times10^{6}\sim3\times10^{6}$ 个淋巴细胞，足够染色体标本制备和分析。除了外周血淋巴细胞外，骨髓及羊水细胞也是进行人染色体制备较常用的材料。

【目的要求】

1. 熟悉人类外周血淋巴细胞的培养方法及染色体标本的制备方法。

2. 熟悉人类染色体的核型分析的方法。

3. 了解人类染色体的数目及特征。

【实验用品】

1. 实验器具 采血器材、培养瓶、刻度吸管、恒温培养箱、恒温水浴箱、普通冰箱、刻度离心管、注射器、镊子、温度计、酒精灯、火柴、擦镜纸、载玻片、冰块、盖玻片、pH 试纸、电子天平、量筒、烧杯、超净工作台、电热干燥箱、培养瓶、乳头吸管、移液管、橡皮帽、显微镜、离心机、染色盘、试管架、记号笔、可照相的显微镜、剪刀、胶水、倒置显微镜、酸度计、高压灭菌锅、真空泵（无油）、移液器、培养瓶、不锈钢滤器（各种规格）及滤膜、铝饭盒、消毒棉球等。

2. 实验试剂　75% 乙醇溶液、培养基（RPMI 1640、HamF10）、PHA、肝素、小牛血清、青霉素、链霉素、秋水仙素（10 μg/mL）、碳酸氢钠、乙二胺四乙酸（EDTA）、EDTA- 胰酶消化液、酚红、吉姆萨染液、甲醇、冰醋酸、香柏油、细胞生长因子、0.075 mol/L KCl 溶液、甘油、磷酸二氢钾和磷酸氢二钠、磷酸缓冲液、盐酸、氢氧化钠等。

3. 实验材料　外周血淋巴细胞、骨髓细胞、羊水细胞。

【实验内容和方法】

一、采血及接种培养

1. 在酒精灯火焰上，用灭菌注射器抽取肝素 0.2 mL，使肝素湿润至管壁。

2. 常规消毒皮肤后，采集外周静脉血 5 mL，转动注射器使血液与肝素混匀。

3. 在超净工作台中，预先将人外周血淋巴细胞培养液 5 mL，加入消毒好的培养瓶中，再滴加 25 滴全血（6 号针头），水平摇动混匀。

4. 置 37℃恒温培养箱中培养 68 h。培养过程中每天水平摇动培养物 1 ~ 2 次，使细胞充分接触培养基。

5. 终止培养前 2 ~ 4 h，加入秋水仙素，使终浓度达到 0.2 μg/mL。轻轻摇动培养瓶，使秋水仙素混匀。继续培养至 72 h。

二、染色体制备

1. 收集细胞　收集细胞时，去掉瓶塞，用乳头吸管吸取培养液，充分混匀培养物，再将全部培养物吸入刻度离心管中。将培养物全部转入洁净离心管中。

2. 离心　以 1 000 r/min 离心 8 min（注意先配平），弃上清液。

3. 低渗处理　向刻度离心管中加入 37℃预温的低渗液（0.075 mol/L KCl 溶液）至 8 mL，用吸管轻轻吹打细胞团混匀后，置 37℃恒温水浴箱低渗处理 25 min。

4. 预固定　低渗后加入 1 mL 新配制的甲醇冰醋酸固定液（甲醇：冰醋酸 =3：1），用吸管小心吹打、混匀后，1 000 r/min 离心 8 min。

5. 固定　弃上清液，加入 5 mL 固定液，轻轻混匀，室温下静置 20 min。

6. 离心　1 000 r/min 离心 8 min。

7. 固定　弃上清液，重复固定一次。

8. 离心　1 000 r/min 离心 8 min。

9. 制悬液　弃上清液后，视细胞数量多少加入适量新配制的固定液（0.2 ~ 0.4 mL），吹打细胞制成悬液，使制成的细胞悬液呈乳白色为宜。

10. 滴片　吸取细胞悬液，自 10 ~ 20 cm 高度，滴 2 ~ 3 滴在一张洁净预冷的载玻片上，轻轻吹散，并迅速过酒精灯火焰（外焰），以手背能承受温度为宜，使标本片干燥。

11. 染色　在染色架上，用铺染的方法，用 1∶10 吉姆萨染液染色 5～10 min 后，用细水流冲去多余染液，室温下晾干即可。

12. 镜检　低倍镜下寻找分散良好、染色适中的分裂象，油镜下观察染色体形态并计数。

三、核型分析

根据染色体的形态、大小及着丝粒的位置，将染色体分为 7 组（图 7-30-1）。

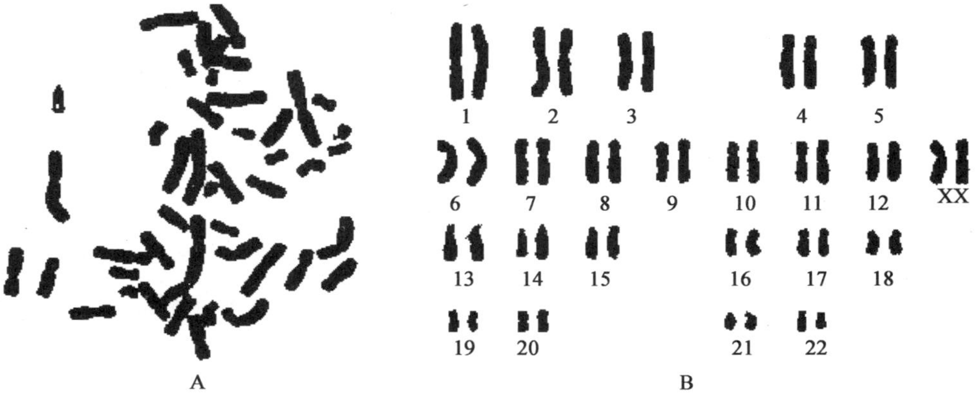

图 7-30-1　正常女性非显带核型分析

A. 染色体标本照片　B. 染色体经排列和分组后的核型

A 组染色体：包括 1～3 号染色体。长度最长，1 号和 3 号染色体为中着丝粒染色体，2 号染色体为近中着丝粒染色体。

B 组染色体：包括 4 号和 5 号染色体，长度仅次于 A 组；全都是近中着丝粒染色体，短臂较短，但彼此之间不太容易区分。

C 组染色体：包括 6～12 号和 X 染色体，这组染色体全部都是中等长度，全部都是近中着丝粒染色体，是整个核型中最难区分的一组染色体。

D 组染色体：包括 13～15 号染色体，具有近端着丝粒和随体。

E 组染色体：包括 16～18 号染色体，16 号染色体着丝粒在 3/8 处，是中着丝粒染色体；17 号和 18 号染色体为近中着丝粒染色体，其中 18 号染色体的短臂较 17 号更短一些。

F 组染色体：包括 19 号和 20 号染色体，中央着丝粒。

G 组染色体：包括 21 号、22 号和 Y 染色体，是染色体组中最小的，为近端着丝粒染色体。21 号和 22 号染色体具有随体。21、22 号染色体长臂末端常分开，而 Y 染色体长臂末端常合拢。

【注意事项】

1. 采血时不要加入太多的肝素，因为肝素含量过多时往往抑制淋巴细胞的转化。
2. 低渗处理时间要适当，低渗后混匀细胞一定要轻，否则引起膜破裂、染色体散失。

【思考题】

低渗不足或低渗过度在最后的实验结果中会表现为什么现象？

【作业】

制作一张你所获得的人类染色体核型图。

实验 31 人类染色体 G 带显示

在人类的 24 种染色体中，用非显带的分组方法能明确予以辨认的只有 7 种，即 1、2、3、16、17、18 号和 Y 染色体，而对所有染色体在长短臂中发生的各种微小结构改变则不能识别，因此限制了对许多染色体异常的观察和研究。20 世纪 70 年代以来出现了染色体显带技术，即染色体经过一定程序处理并用特定染料染色后，在普通光学显微镜或荧光显微镜下观察，可见在染色体长轴上出现不同染色深浅的条纹或不同强度的荧光节段，这样的节段叫染色体带（band）；不同的染色体具有不同的带的形态，称为带型。这种显示染色体带的过程称为染色体显带（chromosome banding）。G 显带是根据所采用的染色试剂吉姆萨（Giemsa）来命名的，其所显示的带纹在染色体上分布较为均匀。用胰蛋白酶处理标本后再用吉姆萨染色，可以得到 G 显带。吉姆萨染色法使得染色体在显微镜下出现带型结构，即染色体上的某些区域会被染成深色，而其他区域则被染成较浅的色调。染色体的 G 显带图谱由一系列交替的深色带（G 带）和浅色带（G 区）组成。这些带型是染色体中不同区域的 DNA 含量和蛋白质组成不同，导致对吉姆萨染料的亲和力不同而形成的。每条染色体都有独特的 G 显带图谱，这种带型在不同细胞周期阶段和不同细胞中是相对稳定的，可以用于鉴定不同的染色体和研究染色体结构变异。

G 显带技术能够揭示染色体上各个区域的特征带型，这些特征带型是基因定位的“地图”。通过比较染色体的 G 显带图谱，可以精确定位到特定的带区，从而帮助确定特定基因的位置。G 显带图谱中的特定带型可以作为遗传标记，帮助研究人员追踪与某些遗传疾病相关的基因。通过将这些带型与已知的遗传标记进行比较，可以缩小基因定位的范围。G 显带技术能够检测到染色体的结构变异，如缺失、重复、倒位等，这些结构变异有时与基因功能的改变或遗传性疾病有关。

通过分析这些变异，研究人员可以进一步了解基因的功能及其在疾病中的作用。在基因组学研究中，G 显带技术用于绘制详细的染色体图谱。这些图谱提供了染色体上不同带型的详细信息，帮助研究人员将基因与特定的染色体区域联系起来，从而推动基因定位和功能研究。在临床遗传学中，G 显带技术常用于诊断遗传性疾病。许多遗传性疾病与特定的染色体异常相关，通过 G 显带图谱可以发现这些异常，帮助制定诊断和治疗方案。同时，了解这些疾病相关基因的位置有助于开发新的治疗方法。

【目的要求】

1. 初步掌握人类染色体 G 显带标本制备技术。
2. 熟悉人类染色体的 G 显带带型特征。

【实验用品】

1. 实验器具 带有照相装置的光学显微镜、恒温培养箱、水浴箱、普通冰箱、离心管、注射器、镊子、温度计、染缸、载片架、酒精灯、擦镜纸、载玻片、盖玻片、pH 试纸、电子天平、量桶、超净工作台、电热干燥箱、培养瓶、滴管、移液管、橡皮帽、培养皿、牙签等。

2. 实验试剂 胰蛋白酶溶液、0.02% EDTA 溶液、生理盐水、蒸馏水、香柏油、二甲苯、磷酸缓冲液（pH 6.8 和 7.4）、5% $NaHCO_3$ 溶液、秋水仙素、0.075 mol/L KCl 低渗液、甲醇、冰醋酸、肝素抗凝剂、吉姆萨原液。

3. 实验材料 常规方法制备的中期人类染色体标本（以标本片龄不超过 30 天为宜）。

【实验内容和方法】

染色体的显带技术有很多种，如 Q 带、G 带、C 带、R 带和 T 带等，其中 G 带最为普遍。G 带染色技术也称改良的吉姆萨染色法，因用吉姆萨染液染色，所以称 G 带。人类染色体标本在用吉姆萨染液染色之前，进行预处理，如用热碱、胰蛋白酶、尿素、5- 溴脱氧尿嘧啶等处理，从染色体抽取蛋白质的特定成分，可获得良好且一致的分带类型。带的形成与吉姆萨染液的组成及染色性质有关，吉姆萨染液由不同的噻嗪染料混合物和曙红组成。染色首先取决于两个噻嗪分子与 DNA 的结合，在此基础上它们结合一个曙红分子形成 2∶1 噻嗪 – 曙红沉淀物；其次，取决于一个有助于染色沉淀物积累的疏水环境。具有高浓度疏水性蛋白质的染色体区是含高比例二硫键的区域，有利于噻嗪 – 曙红沉淀物的形成。通过一系列显带处理可使阴性 G 带区的疏水性蛋白质除去，从而造成染色体蛋白质显色的差异，这种差异就是明暗相间的染色体 G 带（图 7–31–1）。

G 显带技术具有设备要求低（不需要荧光显微镜）、试剂便宜、标本容易保存及观察方便等优点。目前 G 显带方法已发展为多种，其中较常用的是胰蛋白酶法。

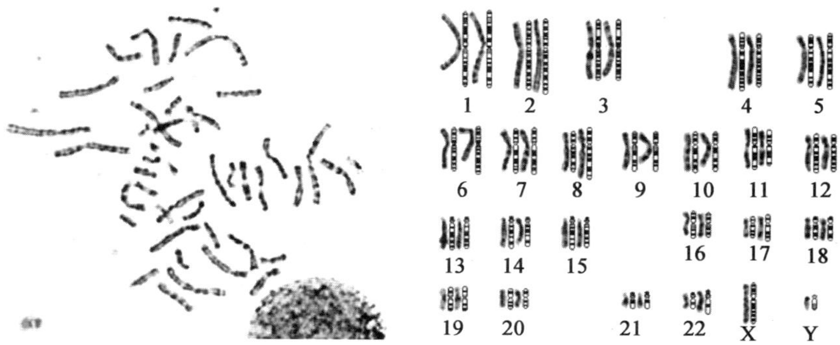

图 7–31–1 人类染色体 G 带核型

一、胰蛋白酶法 Ⅰ

1. 将常规制备的未染色的人类染色体标本置 70℃烤箱处理 2 h，然后转入 37℃培养箱中备用，一般在 3 ~ 7 天进行显带。

2. 称取 1 g 胰蛋白酶溶于 40 mL 无菌生理盐水中，制成 2.5% 胰蛋白酶原液并保存于冰箱的冷冻室。使用时取原液 2.5 mL 加生理盐水至 50 mL，配成 0.125% 的工作液，并用 5%$NaHCO_3$ 溶液调 pH 至 7.0 左右。

3. 将配好的胰蛋白酶工作液放入 37℃水浴箱中预热。

4. 将染色体玻片标本浸入预热的 0.125% 胰蛋白酶工作液中，不断摆动使蛋白酶的作用均匀，处理 1 ~ 2 min（精确的时间自行摸索）。立即取出玻片，放入生理盐水漂洗 2 次。

5. 将标本浸入 37℃预温的吉姆萨染液（1∶10 的吉姆萨原液和 pH 6.8 磷酸缓冲液）中染色 10 min 左右。自来水冲洗（用细水流小心冲洗）、晾干。

6. 在低倍镜下选择分散良好的长度适中的分裂象，转换油镜观察。

二、胰蛋白酶法 Ⅱ

1. 染色体标本于室温下放置 1 ~ 2 周，将上述标本置 66℃烤箱中烤片 2 h 后降至室温。

2. 将 2.5% 胰蛋白酶溶液用 pH 7.0 的生理盐水（预温 37℃）配成 0.025% 胰蛋白酶溶液，将染色体标本在此溶液中消化 1 ~ 2 min。用 pH 6.8 磷酸缓冲液冲洗。

3. 常规吉姆萨染液染色 10 min 得 G 显带染色体标本，镜检。

三、胰蛋白酶法 Ⅲ

1. 染色体标本预处理同上，也可不经 66℃烤片。

2. 将染色体标本置入 4℃下的 0.125% 胰蛋白酶溶液中处理 1 ~ 2 min。处理结束后，立即用冷的磷酸缓冲液冲洗，终止酶的作用。

3. 吉姆萨原液与磷酸缓冲液（pH 7.4）按 1∶19 配成染色液，染色 5 ~ 10 min，细水流冲洗晾干，镜检。

四、EDTA- 胰蛋白酶法

1. 染色体标本预处理同上法。取 25 mL 生理盐水和 25 mL 0.02% EDTA 溶液倒入立式染色缸中混匀。

2. 取 2.5% 胰蛋白酶原液 1 mL 加入上液中混匀，并用 5% $NaHCO_3$ 溶液调 pH 至 7.0 左右，置水浴箱预温至 37℃。

3. 将染色体标本片浸入胰蛋白酶 -EDTA 混合液中处理 5 ~ 20 s，同时轻轻摆动载玻片。取出标本立即浸入生理盐水中冲洗 2 次。

4. 浸入 37℃的吉姆萨染液中染色 5 ~ 10 min。细水流冲洗后晾干，镜检（正常人染色体 G 显带标本特征分析，见附录五）。

【注意事项】

1. 制作 G 显带标本时，要求染色体有足够的长度，染色体分散良好，并且染色单体互不分离，所以在培养、制片过程中，常采取一些相应的措施，如缩短或增加胰蛋白酶作用时间、降低秋水仙素浓度或缩短秋水仙素作用的时间，使染色体标本能达到制带的要求。

2. 标本烤片及消化时间与温度应严格控制，温度过高、时间过长可致染色体变性，温度过低、时间过短则很难得到满意的分带效果。

3. 若染色体未出现带纹，则为显带不足；若染色体边缘发毛为显带过头，此时应根据具体情况增减胰蛋白酶处理时间，重新处理标本。

4. 吉姆萨染液需现用现配，以防沉淀影响染色效果。染色时间不能过长，否则带纹之间不清晰。

【思考题】

1. 为什么要进行染色体分带？
2. 要制备出良好的 G 带标本，操作时需注意哪些问题？

【作业】

绘制一张人类染色体 G 带核型图。

实验 32 核仁组织区的银染显示与观察

【目的要求】

1. 了解银染显示核仁组织区的原理和方法。
2. 加深理解核仁组织区的特性及其与核仁形成、核糖体产生的关系。

【实验用品】

1. 实验器具　恒温水浴箱、显微镜、培养皿、盖玻片。
2. 实验试剂　明胶显影液、50% 硝酸银溶液、蒸馏水。
3. 实验材料　人或动物的染色体玻片标本。

【实验内容和方法】

核仁形成于有丝分裂末期，与核仁组织区密切相关。核仁组织区（nucleolus organizer region，NOR）是某些染色体上的特定节段，为染色体的明显结构之一。随着科学技术的发展，现已有许多方法可用以确定染色体的核仁组织区，其中最简单和最准确的方法是银染法。

一、原理

银染法可特异性地将核仁组织区染成黑色，这种银染阳性的核仁组织区称为 Ag-

NOR。有人已证明 Ag-NOR 亦即编码 18S rRNA 和 28S rRNA 基因（rDNA）的分布区。当用银染时，具有转录活性的 rRNA 基因部分有丰富的酸性蛋白，或已转录过的 rRNA 基因上仍有残余的酸性蛋白质，才被银染着色。因为它们具有巯基和二硫键，容易将 Ag^+ 还原成 Ag 的颗粒。而没有转录活性的 NOR 则不着色，故其着色的频率与细胞中具有转录活性的 rRNA 基因相一致，银点的大小反映 rRNA 基因转录活性的强弱。因此，在不同生理、病理条件下，计数细胞中银染核仁组织区的频率，以分析功能上有活性的 rRNA 基因的动态变化，是探讨基因功能的方法之一。

二、方法和步骤

1. 取一张片龄在一周内的染色体玻片标本（新鲜的标本片染色效果更好），在片上滴加 2 滴明胶显影液，然后加 4 滴 50%$AgNO_3$ 溶液，轻摇标本片，使两液混匀后，即盖上盖玻片。

2. 将标本放在 68 ~ 70℃恒温水浴箱的金属板上，观察片子上的液体，当出现大量气泡时再轻摇片子，使染色均匀。这时可见混合物很快变黄，待 1.5 ~ 2 min 后即呈棕色。

3. 取下标本片，用蒸馏水冲去盖玻片及多余染液后，自然晾干。

三、观察

在显微镜下可见间期核和中期分裂象中的染色体被染成黄色，而核仁被染成黑色，某些染色体上有银染黑点，即核仁组织区。观察 Ag-NOR 的数目、形态和分布位置。凡有银染点的染色体，不论单侧或双侧，都计数为被银染的染色体。

【思考题】

如果间期细胞 NOR 银染呈强阳性反应，进入分裂的早前期细胞仍呈阳性，之后呈弱阳性，银染颗粒比间期小，而到末期 NOR 银染再次增强，这种变化说明了什么？

【作业】

绘制油镜下的中期分裂相图，显示 Ag-NOR 的位置、数目和形态。

实验 33　微核检测技术

【目的要求】

1. 掌握动、植物细胞微核标本的制备技术。

2. 熟悉微核的形态特征及微核检测技术的应用。

【实验用品】

1. 实验器具　光学显微镜、冰箱、恒温水浴箱、恒温培养箱、离心机、10 mL 刻度离心管、吸管、试管架、注射器（1 mL，2 mL）、酒精灯、载玻片、盖玻片、天平、小烧杯、染色架、擦镜纸、解剖剪、镊子、止血钳、纱布、染缸、培养皿、量筒、培养瓶、玻璃珠或灭菌的玻棒、磁盘等。

2. 实验试剂　无菌生理盐水、蒸馏水、吉姆萨染液、甲醇、冰醋酸、环磷酰胺、丝裂霉素、二甲基苯蒽、4′,6–二脒基–2–苯基吲哚（DAPI）等。

3. 实验动物　小鼠。

【实验内容和方法】

一、实验原理

微核（micronucleus）是细胞核外的染色质小体，其直径一般为主核的1/3～1/2。哺乳动物正常细胞在有丝分裂后期染色体逐渐向赤道两极移动，并在末期成为两个子细胞的核心。微核的形成与染色体畸变或损伤有密切关系，当分裂细胞受到有害理化因子（染色体断裂剂）的作用时会发生染色体断裂或损伤，产生无着丝粒的染色体片段，丧失着丝粒的染色体片段在细胞有丝分裂后期不能正常向两极移动而滞留于细胞核外形成微核；另一方面，细胞在纺锤体毒剂的作用下会发生纺锤体功能障碍，产生落后的染色体。这些落后的染色体往往在分裂的末期仍滞留在细胞质中而形成一组小核（即微核，图7–33–1）。20世纪70年代初，Matter和Schmid首先用啮齿类动物骨髓细胞微核率来测定怀疑有诱变活力的物质，并建立了微核测定法——微核试验（micronucleus test）。已经证实微核率的大小和诱变剂的剂量呈正相关。国内外不少部门已把微核试验应用在辐射防护、辐射损伤、化学诱变剂研究、新药毒理试验、染色体疾病及癌症前期诊断等方面。该试验已成为遗传毒理实验的一种常用的细胞遗传学方法，可根据细胞的微核率来判断某些理化因子对染色体的损伤程度及对遗传物质致畸效应的大小。小鼠骨髓嗜多染红细胞微核试验是经典的标准的筛选环境诱变剂和化学致癌物的测定方法，其快速、简便，技术易于掌握。

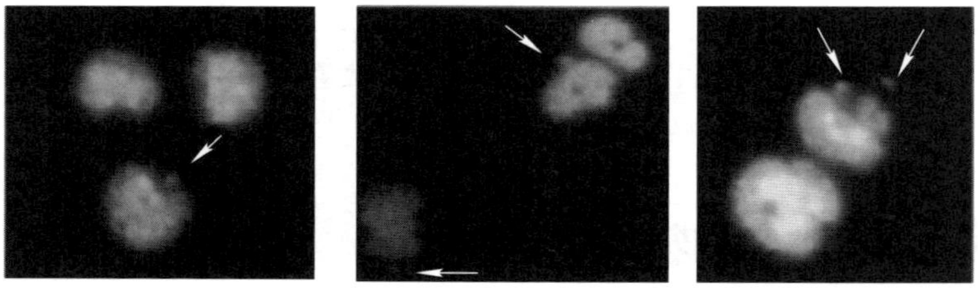

图7–33–1　小鼠骨髓微核DAPI染色

箭头所指为微核，200×

二、小鼠骨髓嗜多染红细胞微核试验

1. 实验设计

（1）实验动物　不同品系小鼠对受试物的敏感性具有差异，《新药毒理学研究指导原则》中建议首选NIH小鼠。有报道称在性别差异方面，雄性小鼠较雌性敏感，故部分学者建议应用雄性动物。但由于大多数品系的雄鼠自发微核发生率略高于雌鼠，故目前多数学者主张用相同数量的雌、雄两种性别的动物。

（2）动物数 每组 10 只性成熟小鼠，雌雄各半。

（3）剂量 至少应有 3 个剂量，以便观察剂量反应关系。由于微核试验是短期实验，故最高剂量一般可定得高一些，可根据受试物的致死量、半数致死量（LD_{50}）、最大耐受剂量、临床拟用量或预实验结果来确定，但最高剂量对骨髓细胞的增殖抑制率不得超过 10%，或嗜多染红细胞（polychromatic erythrocyte，PCE）和正成红细胞（normochromatic erythroblast，NCE）的比值（PCE/NCE）应大于 0.1，否则会影响实验观察和结果。一般最高剂量的确定是以 1/2 LD_{50} 为基准，再下设几个剂量组。

（4）对照组 应设阴性、阳性对照组。阴性对照组给予溶解受试物的溶媒。阳性对照组给予已知诱发微核的阳性诱变剂（常用的为丝裂霉素 C 1～2 mg/kg，或环磷酰胺 60～90 mg/kg，或二甲基苯蒽 25 mg/kg）。

（5）给药途径和给药次数 给药途径应视实验目的而定，一般尽可能与临床拟用途径相同，给药次数一般采用一次给药法或间隔 24 h 两次连续给药法。必要时也可多次给药。

（6）骨髓采样时间 应通过预实验，在给药后 12～72 h 内，取几个时间作用点，找出敏感的采样时间点。若无差别则一般采用给药后 24 h 采样。有文献报道，间隔 24 h 连续给药 4 次，末次给药后 6 h 采样制作标本的方法没有意义，不能增加实验的灵敏性。

2. 微核玻片标本制备及观察

（1）按实验设计中的方法将动物分组，选择适当的给药途径，按剂量分别给药，在骨髓采样时用颈椎脱臼法处死动物。

（2）骨髓液的制备 ①胸骨骨髓液的制备：打开动物胸腔，得到胸骨，剥掉附着在胸骨上的肌肉，用纱布擦净血迹，横向切断胸骨，暴露骨髓腔，用小号止血钳挤出骨髓液。②股骨骨髓液的制备：取股骨去除肌肉，用滤纸和纱布擦净血迹，剪去股骨两头，暴露骨髓腔，用注射器吸取少量小牛血清或生理盐水冲洗骨髓腔，待骨髓被冲入离心管后，用细长小口吸管反复吹打骨髓细胞团。

（3）涂片 将骨髓冲洗液 1 500 r/min 离心 8 min，弃上清液，然后用约 0.5 mL 的小牛血清将沉淀悬浮起来。每个载玻片滴 1 滴，涂开后于空气中自然干燥。

（4）固定 将已晾干的涂片放入甲醇中固定 15 min，取出晾干。

（5）染色 ①吉姆萨染色：将固定过的涂片放入 10% 吉姆萨染液中，染色 10～15 min，取出后立即用 pH 7.4 磷酸缓冲液冲洗。②荧光染料染色：用荧光染料（如 DAPI）染色 10 min 后，用 pH 9.0 磷酸缓冲液洗涤背景，重复 3 次，晾干后，用等比例的甘油和磷酸缓冲液（pH 7.2～7.4）封片，观察即可。

（6）封片 用滤纸及时擦干涂片背面水分，用双层滤纸轻轻按压，将涂片上水分尽量吸净，再用吹风机将水分彻底吹干，然后放入二甲苯中透明 5 min，取出后滴上少许光学树脂胶，盖上盖玻片封片。

（7）镜检 ①吉姆萨染色标本应在普通光学显微镜下观察。镜检时先用低倍镜，后用高倍镜粗检，选择细胞分布均匀、细胞无损、染色适当的区域，然后在油镜下计数；嗜多染红细胞（PCE）在吉姆萨染色下，细胞质呈灰蓝色，微核大多呈圆形，单个，边缘光滑整齐，大小为细胞直径的 1/20～1/5，嗜色性与核质一致，呈紫红色或深蓝紫色。正成红细胞（NCE）为粉红色。② DAPI 荧光染色标本应在荧光显微镜下观察。DAPI 是一种能够与 DNA 强力结合的荧光染料，它能黏附在 DNA 双螺旋的小沟区。DAPI–DNA 复合物的激发波长和发射波长分别为 360 nm 和 460 nm，呈蓝色荧光。③每一只动物应镜检两张涂片，每张涂片至少应观察 1 000 个 PCE，记录含有微核的 PCE 数，以千分率计算微核发生率（一个细胞中出现多个微核时仍按一个计数）；同时每只动物还应计数 200 个红细胞，确定 PCE/NCE 比值。该比值正常情况下应不低于 0.5，如此值低于 0.05 则说明受试物有强烈的骨髓抑制毒性。

3. 结果分析 将每只动物的结果作为一个观察单位，每组动物雄、雌合并计算该组微核发生率，以平均值、标准差、最小值、最大值表示。如雄、雌之间有明显的性别差异，应分别计算。正常 NIH 小鼠、615 近交系小鼠自发微核率在 4‰以下，其他小鼠及大鼠多数在 2‰以下。判断阳性的标准有以下两条：①受试物所诱发的微核率的增加与剂量有关。②某一测试点微核的增加有可重复性并有统计学意义的增加。符合上述一条即可判为阳性。

微核试验目前还没有公认的统计分析方法。许多学者使用 *t* 检验方法，也有人推荐用 *u* 检验等方法。微核资料是符合二项分布、泊松分布还是负二项分布尚没有一致的结论，但在样本大到每一剂量组为 2 000 个 PCE，阴性对照组微核发生率为 1‰ ~ 3‰时，二项分布模型与泊松分布模型等同。在结果分析时也可引用本实验室以往积累的阴性对照组的微核自发率数据作为参考。

【注意事项】

1. 骨髓涂片编号后，应采用盲法读片，以减少读片者的主观因素。

2. 根据自发微核率及可能的随机变异，建议在每个剂量、时间取样点最低应计数 20 000 个 PCE，如每组 10 只小鼠，每只鼠应计数 2 000 个 PCE；如有动物死亡则应增加每只鼠的计数量，使总数达到 20 000 个 PCE。

3. 制备骨髓液时，应避免骨髓凝固及外周血混入。涂片如当天不染色，应固定后保存。

4. 用 DAPI 染色时，尽管 DAPI 具有很高的光漂白承受力，也应在 1 周以内观察。

5. 小鼠外周血 PCE 微核试验可代替骨髓微核试验，在方法学上除采样时间应推迟 24 h 外，其余同骨髓微核试验。在外周血中 PCE 占红细胞的 5%，如果 PCE 降至红细胞的 1% 以下，提示骨髓抑制。

6. 不易通过骨髓屏障的药物，可用哺乳动物肝细胞微核试验代替进行评价。

【思考题】

微核试验的意义是什么？

【作业】

1. 计算每组动物的微核发生率。

2. 简述微核形成的原理。

（李霄霞）

数字课程学习

教学 PPT　　自测题　　扩展知识

第八章　细胞工程

从 20 世纪 70 年代开始，由于细胞融合技术的迅速发展，在生物工程研究中兴起了一个新的领域，即细胞工程（cell engineering）。细胞工程是现代生物技术的重要组成部分之一，是在细胞水平上研究、开发和利用各类细胞的一门技术。其主要内容是通过无菌操作，大量培养细胞、组织乃至完整个体，或者应用细胞生物学和分子生物学等方法进行细胞水平的遗传操作，以快速繁殖生物个体、培育新的优良品种、生产生物产品或活性成分。它是在细胞生物学、遗传学、生物化学、生理学、分子生物学、发育生物学、发酵工程等学科交叉渗透、互相促进的基础上发展起来的。

细胞工程领域取得了诸多突破性进展，不仅深化了对细胞行为与遗传机制的科学认知，更在应用领域绽放出耀眼的光芒。在细胞培养领域，三维细胞培养技术及无血清培养基的创新应用，极大地提升了细胞培养的效率与稳定性，为药物筛选、疾病模拟等研究构筑了更加贴近生理环境的实验基石。CRISPR-Cas9 等革命性基因编辑技术的问世，更是将细胞工程的遗传操作能力推向了新的高度。这些技术凭借高效、精准的特性，简化了基因编辑流程，为遗传病治疗、农业育种、新药创制等领域开辟了广阔前景。此外，细胞工程在再生医学与组织工程领域的贡献同样不容忽视。通过诱导多能干细胞（iPSCs）技术，科学家们成功解锁了细胞命运的“重编程”能力，为受损组织与器官的修复再生提供了无限可能。同时，组织工程技术的飞速发展，正逐步构建出具有生物功能性的复杂组织结构，为多种难治性疾病的治疗点亮了希望之光。

细胞工程涉及的范围很广，根据研究水平的不同，有组织水平、细胞水平、细胞器水平和分子水平等不同研究层次；根据研究对象的不同，细胞工程可分为微生物细胞工程、植物细胞工程和动物细胞工程；根据研究对象中需要改造的遗传物质不同，细胞工程又可分为基因工程（gene engineering）、染色体工程（chromosome engineering）、染色体组工程（genome engineering）、细胞质工程（cytoplasm engineering）和细胞融合五个方面。这个范围相当广泛，几乎包括了所有的细胞操作和遗传操作。

动物细胞工程涉及的主要技术有组织培养、细胞融合、细胞拆合、染色体或染色体组转移、基因转移、核移植、组织工程等方面，从细胞结构的不同层次对细胞进行遗传操作，即细胞整体层次（细胞融合）、细胞器层次（核移植、改变染色体倍性或组成）和分子层次（外源基因导入）。其应用领域除基础理论方面的研究以外，还包括生产单克隆抗体和细胞因子、特殊动物、特殊蛋白质和多肽药物、特殊器官和组织等诸多方面。因此，动物细胞工程在生物医药工业中占有越来越重要的地位。

本章选取的内容包括细胞融合、染色体提前凝聚的诱导和观察、真核细胞的外源基因转染与表达检测、胚胎操作与显微注射及核移植。

实验 34　细胞融合

【目的要求】

1. 通过实验对体细胞融合建立一个清楚的概念。
2. 了解聚乙二醇诱导细胞融合的操作技术。

【实验用品】

1. 实验器具　显微镜、水浴箱、普通离心机、离心管、吸管、载玻片、盖玻片、酒精灯、试管。

2. 实验试剂　聚乙二醇（PEG，相对分子质量为 4 000）、Hanks 液、RPMI 1640 培养液（含 10% 灭活小牛血清和不含血清两种）、0.25% 胰蛋白酶溶液、PBS、0.2% 亚甲蓝染液。

3. 实验材料　CHO 细胞或 HeLa 细胞。

【实验内容和方法】

细胞融合指两个或两个以上的细胞合并形成一个细胞的过程。在自然情况下，体内和体外培养的细胞均能发生自发融合现象。用人工的方法诱导细胞发生融合是 20 世纪 60 年代发展起来的技术。该方法不仅能诱导同种细胞融合、种间细胞融合，也能诱导动、植物细胞间产生融合。目前细胞融合技术已成为研究细胞遗传、细胞免疫、肿瘤和生物新品种培育等的重要手段。

一、实验原理

细胞融合过程先是细胞质融合，形成双核或多核的细胞（同种细胞融合称同核体或同核细胞，异种细胞融合称异核体或异核细胞）。然后发生有丝分裂，细胞核才合二为一形成一个新的细胞（异核细胞就形成杂种细胞）。在通常情况下，两个细胞接触并不发生融合现象，因为各自存在完整的细胞膜。但是，在特殊融合诱导物的作用下，细胞膜发生一定的变化，促使两个或多个细胞聚集，相接触的细胞膜之间融合，继之细胞质融合，形成一个大的融合细胞。细胞融合诱导剂种类很多，一般可分为生物性和化学性两类。常用的主要有灭活的仙台病毒（Sandai virus）和聚乙二醇（polyethyleneglycol，PEG）等。聚乙二醇是一种去垢剂，易得，用法简单，融合效果稳定，是应用得比较多的一种诱导剂。

PEG 作为一种高分子聚合物，主要通过“脱水效应”促进细胞融合。当 PEG 与细胞悬液混合时，它能够迅速与细胞膜表面的水分子结合，降低细胞膜的稳定性并增加其流动性，促进细胞膜的紧密接触和融合。此外，PEG 还可能通过调节细胞膜的电荷分布和局部微环境，进一步加速融合过程。因此，在适当的 PEG 浓度和处理条件下，可以实现高效、稳定的细胞融合，为生物医学研究和工业应用提供有力支持。

二、方法和步骤

（一）50% PEG 液制备

根据实验需要，称取一定量 PEG（相对分子质量为 4 000）放入刻度离心管内，在酒精灯火焰上加热，使其熔化。待冷却至 50℃时，加入等体积并预热的无血清 RMPI 1640 培养液混匀，置 37℃水浴中保温。

（二）融合方法

1. 每组取一小瓶已长成单层的 CHO 细胞或 HeLa 细胞，消化细胞制成细胞悬液（本实验是进行同种细胞融合）。

2. 将悬液移入离心管中，以 800 r/min 离心 8 min，倾去上清液，加入 10 mL Hanks 液，再次悬浮细胞，离心洗涤一次。倾去上清液后将离心管倒置于滤纸上，流尽剩余液体（这一步很重要，因为残留液体会改变 PEG 的浓度）。

3. 用手指轻弹离心管底壁，使沉淀物松散。然后吸取制备好的 50% PEG 0.4 mL，在 37℃水浴中，于 90 s 内逐滴加入离心管中，边加边振摇离心管，使之与细胞混匀。然后加入 10 mL Hanks 液，用吸管轻搅混匀，在 37℃水浴中静置 5 min 以稀释 PEG。离心弃去上清液后，加入 2～3 mL 含小牛血清的 RPMI 1640 培养液，在 37℃水浴中温育 30 min。

三、结果

分别于温育 5、10、20、30 min 时取细胞悬液一滴制成临时装片，以 0.2% 亚甲蓝染液染色，在显微镜下观察细胞融合的不同阶段。

通常可把融合过程分为 5 个阶段：

（1）两个细胞的细胞膜之间相互接触、粘连。

（2）接触部位的细胞膜破溃。

（3）两个细胞之间细胞质相通，形成细胞质通道。

（4）通道扩大，两个细胞连成一体。

（5）细胞合并完成，形成一个含有两个或多个核的圆形细胞。

上述阶段可在不同时间的临时装片上观察到。

融合率的计算：对孵育 30 min 时制备的临时装片计算融合率。融合率是指在显微镜的视野内，对于已发生融合的细胞，其细胞核的总数与此视野内所有细胞（包括已融合细胞和未融合细胞）的细胞核总数之比，通常以百分数表示。计算时要进行 3～5 个视野测定，再加以平均统计，更为准确。

$$融合率 = 融合的细胞核数 / 总细胞核数 \times 100\%$$

【思考题】

为什么实验中温度控制对细胞融合的形成很重要？

【作业】

1. 在显微镜下绘制所观察到的细胞融合各阶段，按变化顺序排列并注明主要特点。
2. 你测定的细胞融合率为多少？

实验 35　染色体提前凝聚的诱导和观察

【目的要求】

1. 进一步掌握细胞融合和染色体标本制备技术。

2. 了解染色体提前凝聚的诱导原理和操作过程，理解有丝分裂因子的作用。

3. 掌握间期细胞三个不同时相提前凝聚的染色体的形态特点，进一步理解细胞周期中染色质周期性变化规律。

【实验用品】

1. 实验器具　水浴箱、普通离心机、显微镜、10 mL 离心管、吸管、预冷的载玻片、盖玻片、酒精灯、试管架、染色盘架、滤纸。

2. 实验试剂　聚乙二醇（PEG，相对分子质量为 4 000）、Hanks 液、RPMI 1640 培养液（含 10% 灭活小牛血清和不含小牛血清两种）、10 μg/mL 秋水仙素、0.25% 胰蛋白酶溶液、0.075 mol/L KCl 低渗液、甲醇冰醋酸（3 ∶ 1）固定液、吉姆萨染液（以 pH 6.8 磷酸缓冲液稀释）。

3. 实验材料　CHO 细胞或 HeLa 细胞。

【实验内容和方法】

一、实验原理

染色体提前凝聚（premature chromosome condensation，PCC）是在细胞融合和染色体技术的基础上建立起来的一种技术。在间期（Ⅰ期）细胞中，遗传物质是以染色质形式存在的，看不到在分裂期（M 期）才能出现的染色体。PCC 技术就是让 M 期细胞与Ⅰ期细胞融合，在 M 期细胞内有促进染色质凝聚的物质——成熟促进因子（MPF）。MPF 由周期蛋白依赖性蛋白激酶（CDK）和细胞周期蛋白（cyclin）两部分组成，其中 CDK 是 MPF 的催化亚单位，而细胞周期蛋白是 MPF 的调节亚单位。MPF 无种属特异性，能诱导Ⅰ期细胞染色质提前凝聚成染色体，形成的这种染色体称为提前凝聚的染色体（prematurely condensed chromosome，PCCS）或称为 PC 染色体。M 期细胞能与Ⅰ期不同时相的细胞融合产生 PCC，因此有三种不同形态特点的 PC 染色体（G_1-PC 染色体、S-PC 染色体、G_2-PC 染色体）。PCC 技术使我们可用光镜直接观察Ⅰ期染色体的形态变化，连贯地研究整个细胞周期各阶段染色质的分子结构、损伤与修复，对染色体的复制和细胞增殖周期的研究也很有益。

二、方法和步骤

1. 制备 50%PEG 液　方法同实验 34。

2. 收集培养的 M 期细胞　向培养在 40 cm^2 培养瓶中处于对数生长期的 HeLa 细胞或 CHO 细胞的培养液中加入最终浓度为 0.05 μg/mL 的秋水仙素，继续培养 3 h，使大量分裂的细胞被阻断于 M 期。每组取一瓶经上述处理的细胞，倾去培养液，加入 5 mL Hanks 液，以平行于细胞生长面方向反复振摇，使瓶中液体不断冲刷细胞层，或用吸管在瓶内吸取 Hanks 液反复冲刷细胞层，因 M 期细胞变成球形，与瓶壁的接触面减少，容易脱离瓶壁而悬浮。将含有 M 期细胞的 Hanks 液移入离心管，计数，备用。

3. 收集培养的 I 期细胞　每组另取一瓶处于对数生长期的 HeLa 细胞或 CHO 细胞，也可采用收集过 M 期细胞的贴壁细胞，用 0.25% 胰蛋白酶溶液消化后，加入 5 mL Hanks 液，吹打成单细胞悬液，计数，备用。

4. 细胞融合

（1）将 M 期和 I 期细胞按 1∶1（约各为 10^6 个）混合于离心管中，以 800 r/min 离心 8 min，弃去上清液再加 Hanks 液洗涤离心一次，弃去上清液，离心管倒置在滤纸上吸尽残液。

（2）用手指轻弹离心管底壁使细胞团分散，然后在 37℃水浴中逐滴加入 0.5 ~ 0.7 mL 制备好的 50% PEG 溶液，边加边轻轻振荡，整个过程 90 s 内完成。迅速加入 8 ~ 10 mL 无血清 RPMI 1640 培养液稀释以终止 PEG 的作用。在 37℃水浴中静置 5 ~ 10 min，然后离心去上清液，再添加无小牛血清的 RPMI 1640 培养液洗涤离心一次，充分去除 PEG。

（3）倾去上清液后，加入 2 ~ 3 mL 含小牛血清的 RPMI 1640 培养液，轻轻吹打使细胞均匀悬浮。37℃温育 45 ~ 60 min（PCC 一般从细胞融合后 10 min 开始，40 ~ 60 min 到达高峰）。

5. 制片　细胞温育后离心（800 r/min，6 min），倒去上清液，指弹离心管使细胞分散，加入 10 mL 0.075 mol/L KCl 低渗液，37℃处理 15 min 左右，在低渗终止时加 0.5 mL 甲醇冰醋酸（3∶1）固定液进行预固定，离心（800 r/min，6 min），弃去上清液，指弹离心管使细胞分散，加入 7 mL 甲醇冰醋酸（3∶1）固定液固定 20 min，然后离心。每人按常规染色体制片法滴片一张，以吉姆萨染液染色 12 min，水冲洗，晾干。

三、结果

在低倍镜下可见片中有未融合的单个 I 期细胞、融合的双核或多核的 I 期细胞、未融合的单个 M 期细胞（具有典型的中期染色体），以及 M 期和 I 期随机融合而诱导产生不同形态的 PCC 细胞。根据下列所描述的各期 PCC 的特征，寻找 M 期与不同时相 I 期细胞融合诱导产生的各期 PCC（图 8–35–1）。

1. G_1 期 PCC　此期 DNA 尚未复制，染色体由单条染色单体组成。随染色体解螺旋的发展，染色体逐渐变长、纤细化。

早 G_1 期 PCC 为扭曲状的单股粗线状染色体，较短。

晚 G_1 期 PCC 为细长而着色浅的单股染色体，整个染色体部分呈线团状。

2. S 期 PCC　此期正在进行 DNA 复制，染色体高度解螺旋，DNA 以多点进行复制，复制区为光镜下不可见部分；尚未解旋的凝聚染色体，其已复制的部分以双线的染色体片段形式存在，染色较深能被观察到，呈粉末状或粉碎颗粒状。

早 S 期 PCC 为染色浅的粉末状，其中散在着一些染色深的双线的染色体片段。

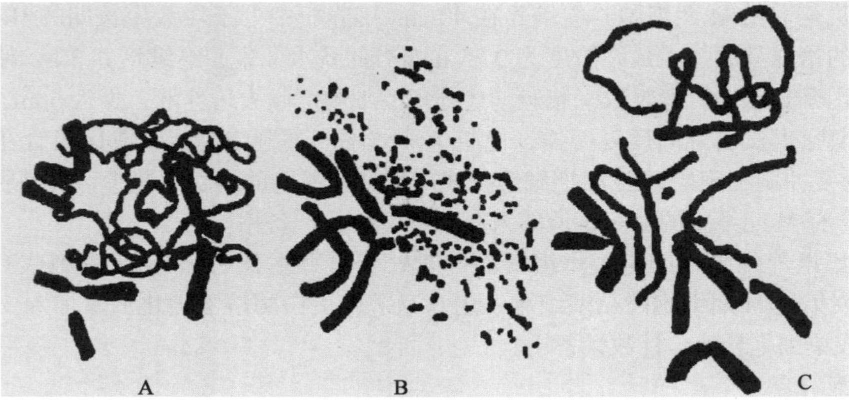

图 8-35-1　异种细胞融合的染色体提前凝聚（PCC）

A. G_1 期 PCC　B. S 期 PCC　C. G_2 期 PCC

晚 S 期 PCC 染色深的双线染色体片段增多和延长。

3. G_2 期 PCC　此期 DNA 复制已完成，形成的每条染色体由两条单体组成，随螺旋化的发展，染色体逐渐增粗变短。

早 G_2 期 PCC 为较细长的双线染色体。

晚 G_2 期 PCC 为较粗短的双线染色体，但仍比分裂中期染色体细长。

以上现象反映了细胞周期中 I 期的染色质和 M 期的染色体在结构上是连续的，是不同时期的两种表现形式。在细胞周期中发生由 G_1 期单线状结构，经 S 期的复制进入 G_2 期形成双线状结构，到 M 期高度螺旋化凝聚成典型的染色体。通过分裂均分后，使子细胞得到每条染色体中的一个单体，不断解螺旋又成为 G_1 期的单线结构。

【思考题】

观察 PCC 现象，为什么首先必须找到处于分裂期的细胞？

【作业】

1. 绘制观察到的 G_1、S 和 G_2 期 PCC 图像各一幅。
2. 根据 PCC 的观察，试说明细胞增殖周期中染色体的变化。

实验 36　真核细胞的外源基因转染与表达检测

【目的要求】

1. 了解将外源基因导入体外培养细胞的基本方法。
2. 了解导入的外源基因在细胞中的表达特性及检测方法。
3. 了解体外培养细胞实验体系在研究基因功能方面的作用。

【实验用品】

1. 实验器具 细胞培养用品、电穿孔仪、0.45 μm 过滤器、酒精棉、超净台、移液枪、电转杯、冰箱、荧光显微镜、CO_2 培养箱。

2. 实验试剂 10% 小牛血清 /DMEM，干细胞培养液，4 mg/mL 聚凝胺（polybrene），4 mg/mL 嘌呤霉素（puromycin），Lipofectamine 2000 或 Lipofectamine 3000，β－半乳糖苷酶反应液、PBS、多聚甲醛。

3. 实验材料 HeLa 细胞、包装细胞 PT67、胚胎干细胞、反转录病毒载体 pMSV-puro-EGFP、LacZ 表达载体、EGFP 表达载体。

【实验内容和方法】

一、实验原理

将外源基因导入真核细胞主要有 4 种方法：磷酸钙法、脂质体介导法（图 8-36-1）、电穿孔法（图 8-36-2）和病毒介导法（图 8-36-3）。电穿孔法在细胞上短时间暂时性地穿孔让外源质粒进入，磷酸钙法和脂质体介导法利用不同的载体物质携带质粒通过内吞作用或者膜融合的方法使外源基因进入细胞，病毒介导法利用包装了外源基因的病毒感染细胞的方法使其进入细胞。由于电穿孔法和磷酸钙法的实验条件控制较严、难度较大，病毒介导法的前期准备较复杂，而且可能对细胞有较大影响，所以现在对于很多普通细胞系，一般的瞬时转染方法多采用脂质体介导法。

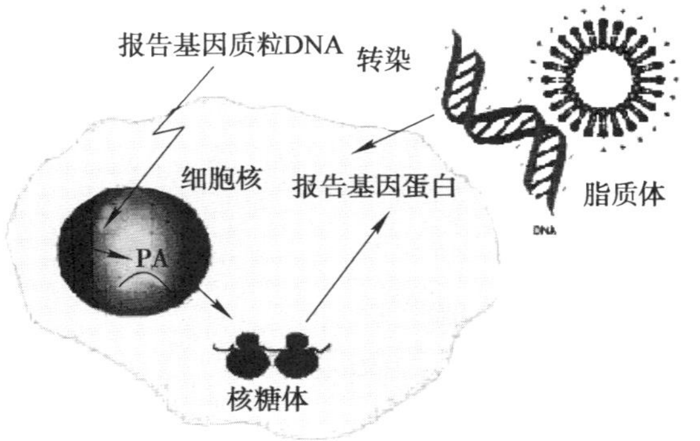

图 8-36-1 脂质体介导法

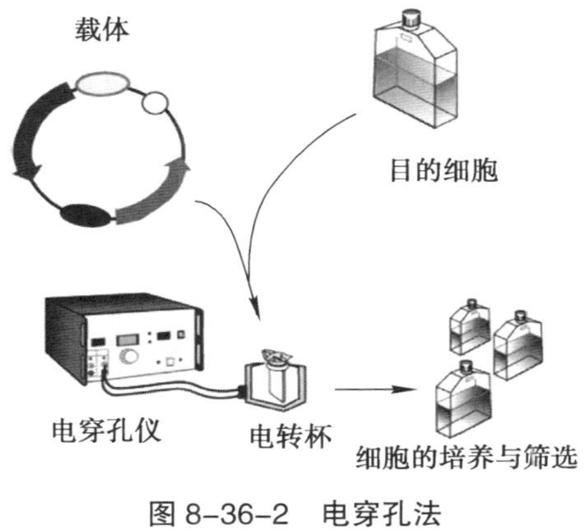

图 8-36-2 电穿孔法

应用脂质体介导法转染最重要的就是防止其毒性。脂质体与质粒的比例、细胞密度，以及转染的时间长短和培养基中血清的含量都是影响转染效率的重要因素，因此通过实验摸索优化转染条件对于转染效率的提高具有重要意义。

反转录病毒具有高效感染分裂细胞和在宿主细胞 DNA 上高度整合的特性。反转录病毒载体介导的基因转染系统包括反转录病毒载体和包装细胞。反转录病毒载体带有病毒包装信号 Ψ，但不含有病毒包装和复制所必需的结构基因 *gag*、*pol* 和 *env*，它可以克隆表达外源基因但不能自我包装成具有增殖能力的病毒颗粒。包装细胞（又称辅助细胞）由另

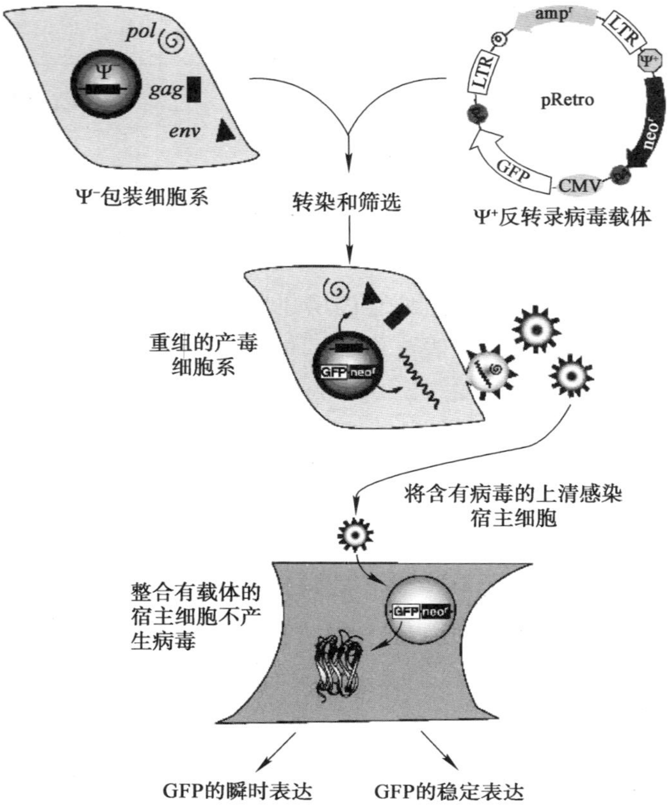

图 8-36-3　病毒介导法

一种缺陷型反转录病毒感染后构建而成，该细胞株能合成包装蛋白，用于反转录病毒载体的包装，而本身不能包装成病毒颗粒。

二、实验步骤

（一）脂质体介导法

1. 将 LacZ 表达载体导入 HeLa 细胞（6 孔板贴壁生长细胞）

（1）待 HeLa 细胞生长至铺满 60% 左右皿底面积时可以进行转染。

（2）转染前一天，HeLa 细胞培养基更换为不含抗生素的培养基。

（3）将 4 μg 待转质粒加入 250 μL 不含小牛血清的培养基中，轻轻混合均匀。

（4）将 10 μL Lipofectamine 2 000 加入 250 μL 不含小牛血清的培养基中，室温静置 5 min。

（5）将上述两种混合物混合均匀，室温孵育 20 min。

（6）转入 6 孔板中，补充适量培养基，轻轻摇晃 6 孔板混匀。

（7）置于 37℃ CO_2 培养箱中，4～6 h 后更换培养液。

（8）18～48 h 后可加适当的筛选压力，进行筛选。

2. 转染细胞中的 *LacZ* 基因表达检测

（1）转染 *LacZ* 基因后的细胞，吸去细胞培养皿中的培养液，用 PBS 洗涤 3 次，4%

多聚甲醛溶液室温固定 10 ~ 20 min。

（2）PBS 洗涤 3 次，每次 2 min。

（3）用 β- 半乳糖苷酶反应液洗涤 1 次，加入适量含 x-gal（1 mg/mL）的 β- 半乳糖苷酶反应液在 37℃作用 60 min，观察染色部位及颜色。

（如果有条件，也可转染带有绿色荧光蛋白基因的表达质粒载体，转染后 48 h 在荧光显微镜下直接观察绿色荧光蛋白的表达情况。）

（二）电穿孔法

1. 培养的 HeLa 细胞吸去培养基，PBS 洗涤 3 次，胰酶消化 2 ~ 3 min 后，培养基终止消化，1 000 r/min 离心 3 min，收集细胞。

2. PBS 吹打悬浮细胞，再次 1 000 r/min 离心 3 min。

3. 用移液枪吸取 800 μL PBS 重新悬浮细胞并转入电转杯中。

4. 加入约 20 μg 线性化质粒，吹打均匀。盖上盖子，–20℃冰箱放置 5 ~ 10 min。

5. 电击 2 ~ 3 次（一般 400 V，25 μF，据细胞不同而异），可见液体略呈混浊。

6. 置于 –20℃冰箱 10 min。

7. 取出后用酒精棉擦拭电转杯，超净台中开盖，将其中液体转移至培养皿中，加入适量培养基混匀，37℃、5% CO_2 培养箱中培养。

8. 4 ~ 6 h 细胞贴壁后更换培养基，24 ~ 48 h 加入筛选抗性。

（三）病毒介导法

1. 反转录病毒载体 pMSV–puro–EGFP 导入包装细胞 PT67

（1）转染前一天，在 6 cm 培养皿中接种 60% ~ 80% 皿底面积的包装细胞 PT67（1×10^6 ~ 2×10^6 细胞）。

（2）用脂质体介导法将 5 ~ 10 μg 反转录病毒质粒 DNA 导入 PT67 细胞中。

（3）48 ~ 72 h 后取出培养液用 0.45 μm 过滤器过滤，可获得含有短期产生病毒的培养上清，–70℃或 –80℃贮存，或立即用于其他细胞的感染。

（4）若想获得稳定表达的细胞株，可转染后 24 h 在培养基中加入相应的抗生素进行筛选，2 周后可获得稳定表达株。

2. 含有目的基因 EGFP 的反转录病毒颗粒转染 ES 细胞

（1）转染 24 h 前接种胚胎干细胞。

（2）倒去原有培养基，将 1 mL 含病毒的培养上清与新鲜的 3 mL 干细胞培养基混合后加入培养瓶内，再加入 4 μL 聚凝胺（终浓度为 4 μg/mL），轻轻混匀后继续培养。

（3）12 ~ 24 h 后更换新鲜培养基，24 ~ 48 h 后可在荧光显微镜下观察胚胎干细胞表达 EGFP 的情况。阳性细胞表达的 EGFP 呈绿色，而饲养层细胞为非增殖细胞，应不表达 EGFP。

（4）若想获得稳定表达的细胞株，可转染后 24 h 在培养基中加入相应的抗生素进行筛选（4 μg/mL 嘌呤霉素），2 周后可获得稳定表达株。

【思考题】

根据实验结果，你认为哪一种外源基因导入的方法效率更高？请分析效率有差别的原因。

【作业】

根据细胞类型及目的的不同，选择的外源基因导入方法也不同，请就此谈谈你的看法。

实验 37　胚胎操作与显微注射

【目的要求】

1. 了解小鼠胚胎操作的基本方法。
2. 了解基因工程小鼠制备的基本原理和一般方法。

【实验用品】

1. 实验仪器　解剖显微镜、倒置显微镜、显微操作系统、拉针仪、煅针仪、磨针仪。

2. 实验器具　细玻璃管（内径 1.0 mm、1.7 mm）、酒精灯、火柴、200 μL 移液器、200 μL 吸头、方杯、培养皿、凹玻片、酒精棉球、胚胎（受精卵）转移管、Eppendorf 管、手术器械盘（眼科剪、眼科镊 ×2、钟表镊 ×2、持针器、小号三角缝针、缝线、动脉夹）。

3. 实验试剂　10% 氢氟酸溶液（HF）、三蒸水、孕马血清促性腺激素（PMSG 50 IU/mL）、人绒毛膜促性腺激素（HCG 50 IU/mL）、戊巴比妥钠（10 mg/mL）、M2 培养液、胚胎用矿物油（Sigma）。

4. 实验动物　C57BL/6 小鼠（供体鼠）、BALB/c 小鼠（受体鼠）。

【实验内容和方法】

一、受精卵显微注射制备转基因小鼠

（一）实验原理

用显微注射的方法将目的基因导入小鼠受精卵的雄原核中，再将此受精卵移植到受体小鼠的输卵管中，以分子生物学方法（如基因组 DNA 的 PCR 或 DNA 印迹等）对出生小鼠进行筛选，获得基因组中整合有所导入基因的小鼠，即建立者（founder）。对 founder 小鼠还要进行外源基因表达情况的分析，以获得具有良好转基因表达的 founder 小鼠，再以常规的遗传育种方法培育出品种优良的转基因小鼠品系。

（二）方法和步骤

1. DNA 的准备　将目的基因载体以合适的限制性内切酶进行酶切，琼脂糖凝胶电泳将目的条带与其他的条带分离，回收后目的条带溶于 TE 缓冲液（5 ~ 10 mmol/L Tris-Cl，0.1 ~ 0.25 mmol/L EDTA）。外源基因的长度可在 0.5 ~ 250 kb 之间，线性 DNA 的整合效率明显高于环状 DNA。注射前 DNA 浓度调整为 1 ~ 3 μg/mL，按每管 20 μL 进行分装，置 -20℃保存，每次注射时使用一管。

2. 供体鼠的准备　供体鼠是指提供受精卵的母鼠。有两种途径可以得到受精卵，一为发情期自发排卵，但是排卵的数目较少，优点是可耐受操作时间较长；二是通过人工注射性激素诱导排卵，此途径所得卵子的数量远远超过自发排卵数，这一现象称为“超排卵”。超排卵所用的激素为孕马血清促性腺激素（PMSG），它可促进卵泡的生长和发育，并用人绒毛膜促性腺激素（HCG）促进成熟的卵泡排卵。超排卵由每只小鼠腹腔注射 5 ~ 10 IU 的 PMSG 和 HCG 来诱发，第一天中午注射 PMSG，48 h 以后注射 HCG，并立即与雄性鼠以 1 : 1 合笼，次晨检查阴栓，阴栓阳性者取出备用。

3. 受体鼠的准备　受体小鼠的生理周期应与供体小鼠同步。在供体鼠合笼的同时，选择已自然发情的母鼠与已结扎输精管的雄鼠 1 : 1 合笼，次晨检查阴栓阳性者即为假孕母鼠。雄鼠输精管的结扎：腹腔注射戊巴比妥钠（10 mg/mL，7 μL/g），5 min 后小鼠处于完全麻醉状态，打开腹腔，从阴囊把睾丸挤出，在输精管上相距 5 mm 左右间隔的两处结扎，中间剪断；对另一侧输精管进行同样的手术，手术结束后，按常规缝合伤口。恢复两周后，小鼠才可用于交配。

4. 针的准备

（1）移卵针　用内径 1.7 mm 的毛细玻璃管，在酒精灯的火焰上拉开、煅烧成内径为 100 ~ 150 μm 开口圆滑的针。

（2）持卵针　用内径 1 mm 的毛细玻璃管，在酒精灯的火焰上拉开、煅烧成（或用煅针仪）开口内径 < 15 μm 的针。

（3）注射针　在拉针仪上设置好适当的参数，用内径 1 mm 的毛细玻璃管制成针尖开口 < 1 μm 的针。

5. 受精卵的获得

（1）准备方杯、9 cm 培养皿、凹玻片各一个。在方杯中加入 400 μL M2 培养液（含透明质酸酶 200 U/mL）；培养皿中分别滴 5 滴 M2 培养液（不含透明质酸酶）；凹玻片中滴 1 滴约 80 μL 的 M2 培养液，再以液体石蜡全部覆盖。培养皿及凹玻片置 CO_2 培养箱中保温待用。

（2）麻醉后处死供体鼠，75% 乙醇腹部消毒，打开腹腔，找到一侧卵巢，完整剪取卵巢子宫间的输卵管，置于方杯中。同法取得另一侧输卵管及其他供体的输卵管。

（3）在解剖镜下，用钟表镊撕开输卵管的壶腹部，受精卵自然流出，透明质酸酶消化受精卵周围的卵丘细胞，使卵子裸露。

（4）在倒置显微镜下，用胚胎转移管收集方杯中的受精卵，轻轻吹入放有液滴的培养皿的一个液滴中，再收集移至另一液滴，这样逐滴洗涤共 5 遍，除去透明质酸酶、组织碎片及未受精卵。

（5）将洗涤后的受精卵移至保温的凹玻片中，放置在显微操作系统上。

6. 显微注射

（1）置针　将持卵针固定在左边的持针器上，降入液滴，调好焦距。取一管 DNA，注射针针尖插入 DNA 液中吸取 DNA，将注射针固定在右边的持针器上，降入液滴，调整焦距，使持卵针、注射针及受精卵在同一平面。

（2）注射　选择细胞饱满、透明带界面清晰及原核清晰的卵，用持卵针吸住固定，暴露雄原核于最佳位置，注射针快速插入雄原核，注入 DNA 至原核膨大，退出注射针。如此逐个注射至完成。

7. 移植

（1）麻醉受体母鼠　用戊巴比妥钠（10 mg/mL）以 7 μL/g 体重的剂量腹腔注射麻醉。

（2）暴露输卵管　将已麻醉的小鼠一侧背毛剪去范围约 0.5 cm × 1.0 cm，侧卧于培养皿中，75% 乙醇消毒手术区。解剖镜下，在小鼠侧背部作一小于 1 cm 的横切口，用眼科镊夹住脂肪垂，一并带出卵巢和输卵管，将其平放在切口外侧，动脉夹夹住脂肪垂牵拉固定。

（3）移植　收集已注射的受精卵（6 ~ 20 枚），用钟表镊撕开卵巢和输卵管的被膜，夹住输卵管的伞端，移卵针轻轻插入，吹入受精卵，回纳卵巢和输卵管，常规缝合切口。送回饲育室待 19 ~ 20 天后生产。

8. 转基因小鼠的鉴定　抽取基因组 DNA，PCR 法进行初筛，DNA 印迹杂交加以证实，所得整合有外源基因的小鼠即为 founder 小鼠。

9. 建系　对 founder 小鼠进行外源基因表达情况分析，获得具有良好转基因表达的 founder 小鼠后，为了不使已整合的外源基因不因世代间的传递或其他原因而丢失，用经典的孟德尔定律进行一定方式的交配，并结合一定基因水平的检测来实现。

二、囊胚注射制备基因剔除小鼠

（一）实验原理

胚胎干细胞（ES 细胞）具有发育的多能性，利用同源重组原理对 ES 细胞进行改造，剔除或替换 ES 细胞某个特定的内源基因，再将修饰后的 ES 细胞植入胚泡腔内，使其参与胚胎发育，得到嵌合体动物。然后，采用经典遗传学方法筛选出生殖系统是所植入 ES 细胞发育而来的个体，进而培育出遗传上稳定的小鼠品系。

（二）方法和步骤

基因剔除小鼠和基因替换小鼠建立的过程和技术方法大致相同，区别在于目标载体的设计。对于胚胎操作的时机，8 细胞期至囊胚期均可。本实验以基因剔除小鼠为例，选择 3.5 天的囊胚操作。

1. 用含有外源基因的具有正负双向选择功能的载体构建。

2. 通过基因转移的方法将外源基因转入 ES 细胞。

3. ES 细胞中阳性克隆的筛选和定点整合的检测。

4. 供胚母鼠是自然交配或超排卵法交配得到怀孕 3.5 天母鼠。假孕母鼠较供胚鼠晚一天与已结扎雄鼠合笼，假孕 2.5 天时使用。

5. 胚胎的收集　取孕 3.5 天供胚鼠，用颈椎脱臼法处死，取出子宫置培养皿中，用 1 mL 注射器吸取 M2 培养液，从子宫口向子宫角方向冲洗，用胚胎转移管收集胚胎吹入凹玻片（M2 培养液加液体石蜡覆盖）中。

6. 显微注射

（1）注射针　在拉针仪上用内径 1 mm 的毛细玻璃管制成尖部内径 20 ~ 25 μm 的原针，在磨针仪上磨成 45°，以 10% HF、三蒸水冲洗干净，再在煅针仪上将针的顶端拉出一个锐利的尖即可。每次备用数根。

（2）ES 细胞悬液　将培养的 ES 细胞制成 ES 细胞悬液，转入 Eppendorf 管内，置于冰上备用。

（3）在有胚胎的凹玻片液滴中移入适当数目的 ES 细胞，安装持卵针（同受精卵注射）、注射针。

（4）集中吸入 10 ~ 15 个 ES 细胞，以持卵针吸住囊胚，将注射针插入囊胚腔，轻轻注入 ES 细胞 8 ~ 12 个，拔针，放掉囊胚。同法注射其他囊胚。

7. 移植 将注射过的胚胎，用胚胎转移管从子宫上端移入子宫腔，常规缝合，待 16 ~ 17 天后生产。

8. 获得嵌合体小鼠 根据毛色判断，ES 细胞一般来源于 129 雄性小鼠，该品系小鼠皮毛呈野灰色，若供胚鼠皮毛为黑色，如 C57BL/6 小鼠，则嵌合鼠皮毛中黑色杂有野灰色斑块，根据野灰色斑块占嵌合鼠皮毛的比例大小可粗略判断嵌合程度。

9. 生殖系统传递的检测 选择嵌合体雄性小鼠与 C57BL/6 雌鼠交配，子一代中若出现野灰色个体，即可认为嵌合鼠生殖系统全部或部分由植入的 ES 细胞发育而来。子一代野灰色小鼠互相交配即可获得目的基因剔除或替换的小鼠。

【思考题】

转基因小鼠制备中，founder 小鼠携带的外源基因并不一定都表达，请分析其中的原因。

【作业】

基因剔除小鼠制备成功的关键在于 ES 细胞多能性的维持，请根据 ES 细胞状态的不同，分析得到的嵌合体小鼠在进行生殖系统检测时会出现哪些情况。

实验 38 核移植

【目的要求】

1. 了解动物克隆技术的基本原理、方法及应用。
2. 了解采用核移植法获得克隆小鼠的基本步骤。

【实验用品】

1. 实验仪器 显微操作系统、拉针仪、煅针仪、磨针仪、解剖立体显微镜、倒置相差显微镜、CO_2 培养箱（37℃，5% CO_2）、普通离心机。

2. 实验器具 内径 0.5 cm 和 0.3 cm 玻璃管、1 mm 玻璃毛细管、口控微吸管、锥形针、6.0 cm 组织培养板、30 号注射针头、1 mL 注射器、钟表镊（尖头、钝头）、剪刀、玻璃凹皿、15 mL 塑料管。

3. 实验试剂 胎牛血清（Hyclone）、DMEM/F12 培养液（Sigma）、M2 及 M16 培养基（Sigma）、蔗糖、细胞松弛素 B、$SrCl_2$、70% 乙醇溶液、胚胎用矿物油。

4. 实验动物 C57BL/6 小鼠、BALB/c 小鼠。

【实验内容和方法】

克隆动物（cloned animal）是指用人工方法得到无性繁殖的在遗传上与亲本动物完全相同的动物。目前哺乳动物克隆的方法主要有胚胎分割和细胞核移植两种。细胞核移植又包括胚胎细胞核移植、体细胞核移植、干细胞核移植等。本节主要介绍细胞核移植动物克隆的基本原理，并以体细胞核移植为例，简要介绍一般的操作程序。

一、实验原理

（一）胚胎细胞核移植

采用细胞核移植（nuclear transplantation）技术克隆动物的设想，最初由诺贝尔奖获得者德国胚胎学家 Spemann 在 1938 年提出，即把发育到后期的胚胎的细胞核取出移植到另一去核的卵中发育出新个体。1952 年，Briggs 和 King 发明了细胞核移植技术，首先把两栖类囊胚的细胞核移植到去核的卵中，发育成可摄食的蝌蚪，证明早期胚胎细胞核具有发育的全能性（totipotency）。1986 年，Willadsen 将 8 细胞期和 16 细胞期绵羊胚胎的卵裂球与去核卵母细胞融合，再移植到已结扎母羊的输卵管中，获得了 3 只克隆羊羔。

（二）体细胞核移植

1997 年，*Nature* 杂志发表了 Wilmut 等用乳腺细胞核移植培育克隆绵羊——“多莉（Dolly）”的实验报告，引起世人瞩目。Wilmut 等采用 6 岁母羊怀孕 3 个月时的乳腺细胞进行核移植。供体核取自乳腺细胞第 3～6 代的细胞，在血清浓度从 10% 降至 0.5% 的培养液中培养 5 天诱导至静止期，然后移入去核卵母细胞中，经激活和融合后作体外培养，6 天后发育为桑葚胚和囊胚，再将其移植到受体母羊，结果产羊羔 1 只，即著名的“多莉”（图 8-38-1）。这是世界上首次用体细胞克隆获得的后代，是生物科学研究的重大突破，其划时代意义在于证明动物成体细胞核仍具有发育成新个体的全能性。之后，研究者采用类似的方法相继克隆出牛、小鼠、山羊等。

（三）干细胞核移植

人或动物的胚胎和成熟组织中均存在一些具有高度更新能力和多向分化能力但尚未分化的干细胞，前者称为胚胎

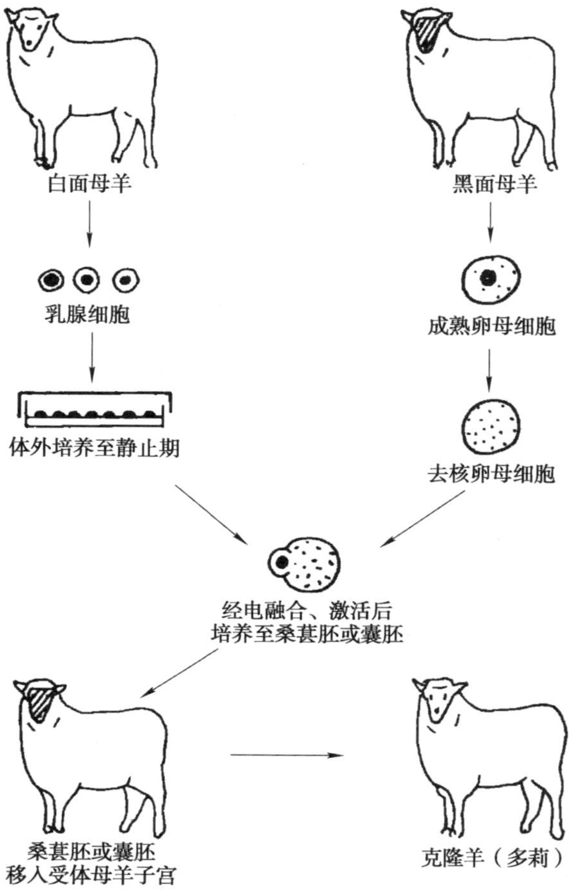

图 8-38-1 “多莉（Dolly）”克隆的示意图

干细胞，后者称为组织干细胞。胚胎干细胞可从早期胚胎胚泡的内细胞团或桑葚胚的原始生殖细胞中分离获得。研究证实，分离的小鼠胚胎干细胞在体外可以分化形成包括心肌细胞、造血干细胞和神经纤维细胞在内的各种细胞；将胚胎干细胞重新移入小鼠胚泡，可以参与形成嵌合体胚胎，这说明胚胎干细胞具有发育的多能性。1999 年，Vogel 将胚胎干细胞植入不能发育成个体的四倍体胚胎中，再将胚胎植入小鼠子宫中，获得了完全由胚胎干细胞发育来的克隆小鼠。2009 年，中国科学院周琪实验室和北京生命科学研究所高绍荣实验室，使用 iPS 细胞通过四倍体囊胚注射法获得了存活并具有繁殖能力的小鼠，在世界上第一次证明了 iPS 细胞具有与胚胎干细胞相似的多能性。

二、方法和步骤

1. 小鼠卵母细胞的获取及培养　取 6 只 4 周龄雌性白色 BALB/c 小鼠，腹腔注射 PMSG 和 HCG 进行超排。13 ~ 14 h 后用颈椎脱臼法处死小鼠，取出输卵管，在 M2 液中撕开输卵管膨大部，使卵母细胞团进入 M2 液中，透明质酸酶消化，M2 液洗涤，放入事先预温的 M16 培养基中，置于温箱中，作为核移植受体细胞待用。

2. 小鼠供体细胞的准备　同法从 6 只 C57BL/6 小鼠获得上述卵母细胞团，收集透明质酸酶消化掉的卵丘细胞，离心、洗涤，置低血清的培养液中于温箱培养待用。

3. 核移植　在体细胞核移植中，通常采用血清饥饿法使供体细胞处于 G_0/G_1 期，而大多数卵丘细胞在排卵的时候已处于 G_0/G_1 期，因此不需要进行供、受体细胞间细胞周期同步化。

将卵母细胞移入含 3% 蔗糖、5 μg/mL 细胞松弛素 B 的 M2 液中作用 10 min 后，在显微操作仪上用外径 80 ~ 100 μm、内径 20 ~ 25 μm 的固定针轻轻固定卵母细胞，再用外径为 8 ~ 10 μm 的去核针轻轻拨动旋转卵母细胞，使卵母细胞核在镜下清晰可见。然后再次固定卵母细胞，用去核针直接刺入卵母细胞中，在镜下吸出卵母细胞核及其周围少量的细胞质，用作核移植的受体细胞。

在显微操作仪下用外径为 6 ~ 8 μm 的注核针抽吸卵丘细胞细胞核后，用固定针轻轻固定已去核的卵母细胞，将供体核注射到无核小鼠卵母细胞质中央。

4. 卵母细胞的激活与细胞融合　注核完毕后，将核移植重构胚移入 M16 培养基中，2 h 后将重构成功的卵母细胞移至含 10 mmol/L $SrCl_2$ 的 M16 液中，激活处理 6 h，以形成雌雄原核为标志。

核移植技术操作过程中的关键步骤是卵母细胞的激活及其与核供体的融合。

人工激活卵母细胞的方法很多，一般包括电激活和化学激活两类。电刺激激活卵母细胞的机制在于这一处理可使细胞内游离钙的浓度升高，使细胞静止因子（CSF）和成熟促进因子（MPF）失活，从而解除 CSF 与 MPF 对卵母细胞分裂的抑制作用，使卵母细胞活化并完成第二次减数分裂。常用的化学激活剂包括乙醇、$SrCl_2$、放线菌酮、钙离子载体、蛋白质合成抑制剂等。

核受体和核供体的融合一般采用两种方法，一种是利用仙台病毒诱导重构胚融合；另一种是电融合法，具有激活卵母细胞与诱导膜融合的双重作用，即通过一定脉冲场强的直流脉冲刺激，使两者相邻界面的细胞膜穿孔，形成细胞间桥从而达到融合。电融合在由一种非电解质（如 0.3 mol/L 甘露醇）和两根相近的微细电极（0.2 ~ 1 mm）组成的融合小槽内进行。融合过程中适宜的脉冲场强和持续时间是极重要的两个参数。在不同的畜种中，这两个参数差异极大，而且还随电极间的距离、融合液的种类等变化。为了使细胞易于融合，需将卵母细胞和卵裂球紧密接触，并且接触面应垂直于电场方向。在上述两种融合方法中，仙台病毒为感染性病毒，其融合率低且不稳定，故已逐渐被舍弃。目前采用电融合法，适宜的参数及熟练操作可使融合率达到96%。

5. 核移植胚的培养与移植　将激活处理好的重构胚移入CO_2培养箱内培养，48 h后取发育至胚泡期的胚胎，经过胚胎移植获得核移植的核质杂交小鼠，小鼠皮毛为黑色。

在核移植的全过程中，每一步骤均需严格操作，尽量减少对细胞膜、细胞质和细胞核的损伤，所用的器皿也需严格消毒，防止污染，以提高各个步骤的成活率。

【思考题】

为什么说克隆技术涉及伦理学问题？

【作业】

1. 请查阅相关的文献资料，试论述克隆技术的应用及意义。
2. 请查阅相关的文献资料，试论述治疗性克隆的原理、意义及其涉及的伦理学问题。

（高芙蓉）

数字课程学习

教学 PPT　　自测题　　扩展知识

参考文献

[1] 蒋左庶，王肖鹏．医学细胞生物学实验指导．上海：上海科学技术出版社，1990.

[2] 朱海英．医学细胞生物学．5 版．北京：高等教育出版社，2023.

[3] 王金发．细胞生物学实验教程．2 版．北京：科学出版社，2018.

[4] R. Ian Freshney 著，章静波，徐存拴等译．动物细胞培养——基本技术和特殊应用指南．北京：科学出版社，2019.

[5] 陈朱波，曹雪涛．流式细胞术：原理、操作及应用．2 版．北京：科学出版社，2014.

[6] 黄汉昌．细胞凋亡：检测原理、方法和技术．长春：吉林大学出版社，2018.

[7] 李志勇．细胞工程实验教程．北京：高等教育出版社，2016.

[8] 陈誉华，朱海英．医学细胞生物学．7 版，北京：人民卫生出版社，2024.

[9] 孙媛．医学细胞生物学实验．2 版．北京：科学出版社，2018.

[10] 杨东林，黄玖红．靶向调控肿瘤细胞周期和细胞凋亡小分子抑制剂的作用机制与应用．北京：化学工业出版社，2025.

附录一　实验室规则和注意事项

一、每次实验前，请认真预习实验指导，明确本次实验的目的、要求和注意事项，熟悉实验内容、方法和步骤。对于比较复杂的实验还应写出简要的操作程序或提纲。

二、上实验课时请携带讲义、实验指导、实验报告及绘图文具等。进入实验室要穿好白大衣，按规定座位入座。

三、做实验前，请认真检查所用仪器、药品等是否完好、齐全，如有缺损应及时向任课教师报告，自己不应随意调换标本、仪器等。

四、实验时请遵守纪律，听从教师指导，保持肃静。有问题举手提问，严禁在实验室谈笑喧哗、随意走动和进行与实验无关的活动。

五、实验时要严格按操作规程进行，操作规范，观察、记录要认真，自觉养成一丝不苟的科学作风。

六、要爱护仪器、标本和设备，注意节约实验材料、药品和水电等。如有损坏，请及时向任课教师说明情况，按学校有关规定处理。

七、根据自己的观察或操作按时完成实验报告和作业，不得抄袭他人作业。不论是文字描述，还是公式计算、绘图和列表，一律要求用铅笔，字迹要工整。

八、实验结束后，应清理实验台面，认真清点整理好用品，整齐地放回原处。轮流值日清扫室内卫生，关好水电和门窗，经教师允许后方可离开实验室。

（朱海英）

附录二　实验报告的书写要求

实验报告是该次实验观察、比较和结果的真实记载，是科学的记录。不同于实验的原始记录，实验报告更强调表达形式的规范性。对结果和现象的记录常采用文字描述、绘图、拍照、列表等手段。

一、文字描述

文字描述是将观察所得或实验结果客观地加以描述，有时还需作进一步的分析。在这一过程中，要抓住主要问题，表达准确，条理清楚，文字简明，特别注意应用规范术语对实验结果进行记录、描述或讨论。

二、绘图

绘图是细胞生物学实验报告的一种重要形式，是将所观察标本的形态结构通过绘图的方式加以表达。绘图的基本要求如下：

1. 应按所观察到的实验结果如实描绘，图的大小要适当，注意各部的比例和毗邻关系。在绘制显微镜下的实物标本时，应把实验报告纸放在显微镜右侧，纸下不要垫纸张或书本。

2. 应使用 HB 或 2H 的铅笔，绘图时以淡线勾出轮廓，修正后再用明晰的线条绘出，不要用重复的线条。

3. 图中的明暗对比应以铅笔垂直打出的小圆点的疏密来表示，不能用铅笔涂成暗影。

4. 图绘好后，还需注明标题和各部名称。注字的引线应与报告纸上下边平行，长短适当，末端对齐，引线之间不能相互交叉，注字要正楷书写于引线的末端。

三、拍照

可以利用数码相机、手机、显微镜连接的相机或其他数码设备对实验结果进行记录。

四、列表

列表是将实验或观察所得的结果，设计一适当表格，逐项填入，以表示其相互关系，便于相互比较。表格的样式采用国际学术杂志通用的三线表。

五、绘制图表

如果需要对实验数据进行对比，使结果更加清晰明了，可以采用 Excel 的“图表”功能或统计学软件，绘制柱状图、折线图等。

（朱海英）

附录三　部分实验所需溶液的配制

【实验 3】

0.01% 吖啶橙染液

吖啶橙（acridine orange，AO）10 mg

蒸馏水 10 mL

贮于棕色瓶，置 4℃冰箱保存。临用前取 1 mL 染液加 9 mL 蒸馏水中混匀即可。

【实验 4】

一、0.2% 亚甲蓝染液

亚甲蓝（methylene blue）0.2 g，蒸馏水 100 mL，室温保存。

二、瑞特 – 吉姆萨染液

1. 瑞特染液（贮备液）

瑞特染粉（Wright stain）0.1 g

甲醇　60 mL

将瑞特染粉置于研钵内，先加适量甲醇，仔细研磨，将已溶解的染液倒入清洁玻璃瓶内，再加入甲醇继续研磨，直至染粉全部溶解，把剩余甲醇全部倒入，过滤后保存于棕色瓶中备用。贮放时间越久，染色效果越好。

2. 吉姆萨染液（贮备液）

吉姆萨染粉（Giemsa stain）1.0 g

甘油　66 mL

甲醇　66 mL

先将吉姆萨染粉置于研钵中，加少量甘油，充分研磨成无颗粒的糊状，再将全部甘油加入，放入 56℃温箱中 2 h，边研磨边加入甲醇，保存于棕色瓶内，2 周后过滤备用。

3. 取瑞特染液 100 mL，加入吉姆萨染液 1 mL，摇匀即成瑞特 – 吉姆萨染液。

三、pH 6.4 磷酸缓冲液

磷酸二氢钾　66.3 g

磷酸氢二钠　2.56 g

蒸馏水　1 000 mL

四、33% NaOH 溶液

氢氧化钠　33.0 g

蒸馏水　100 mL

【实验 6】

一、甲基绿 – 派洛宁染液

1. 0.2 mol/L 醋酸缓冲液（pH 4.8）

冰醋酸 1.2 mL，加蒸馏水至 100 mL。

醋酸钠（NaAc · $3H_2O$）2.72 g，溶于 100 mL 蒸馏水中。

使用时两液按 2∶3 比例混合。

2. 2% 甲基绿染液

去杂质甲基绿粉（methyl green）2.0 g

0.2 mol/L 醋酸缓冲液（pH 4.8） 100 mL

甲基绿粉往往混有杂质甲基紫，会影响染色效果，所以必须预先除去。方法：将甲基绿粉溶于蒸馏水中，放在分液漏斗里，加入足量的氯仿用力振摇，然后静置，去除含甲基紫氯仿，再加入氯仿，如此反复数次，直至氯仿中无甲基紫颜色为止，最后放入 40℃温箱干燥备用。

3. 1% 派洛宁染液

派洛宁（吡罗红 G，pyronin G） 1.0 g

0.2 mol/L 醋酸缓冲液（pH 4.8）100 mL

4. 临用时将 2% 甲基绿液和 1% 派洛宁液 5∶2 混合即成。

二、中性红 – 詹纳斯绿 B 染液

A 液：

詹纳斯绿 B（Janus green B）饱和水溶液（溶解度 5.18%） 3 滴

无水乙醇 5 mL

1/15 000 中性红（neutral red）水溶液（10 mg 中性红溶于 150 mL 蒸馏水，瓶用黑纸包好贮于冰箱）1 mL

B 液：

5 mL 无水乙醇中加 20 ~ 30 滴中性红饱和水溶液（中性红溶解度为 5.64%）。

临用时将 A 液和 B 液混合即成中性红 – 詹纳斯绿 B 染液（混合液中的染料不稳定，会在 24 h 内发生沉淀）。

三、NaCl 溶液

NaCl 8.5 g

去离子水 1 000 mL

四、0.25 mol/L 蔗糖溶液（含 0.003 mol/L 氯化钙）

蔗糖 85.5 g

无水氯化钙 0.33 g

蒸馏水 1 000 mL

【实验 7】

一、5% 三氯醋酸溶液

三氯醋酸 5.0 g

蒸馏水　100 mL

二、0.1% **酸性固绿染液**（pH 2.2）

1. 0.2% 固绿水溶液

固绿（fast green）　0.2 g

蒸馏水　100 mL

2. 13 mmol/L 盐酸液

盐酸（相对密度 1.19）0.109 mL（若相对密度 1.16 则为 0.13 mL）加蒸馏水 100 mL。

3. 使用时将以上两种溶液以 1：1 混合即为 0.1% 酸性固绿染液（pH 2.2）。

三、0.1% **碱性固绿染液**（pH 8.0 ~ 8.5）

1. 0.2% 固绿水溶液（同上）

2. 0.05% 碳酸钠溶液

碳酸钠　50.0 mg

蒸馏水　100 mL

3. 使用时将以上两种溶液以 1：1 混合即为 0.1% 碱性固绿染液（pH 8.0 ~ 8.5）。

【实验 8】

一、酸性磷酸酶作用液

1. 0.05 mol/L 醋酸缓冲液

A 液（0.2 mol/L 醋酸液）:

冰醋酸 1.2 mL 加蒸馏水至 100 mL。

B 液（0.2 mol/L 醋酸钠液）:

醋酸钠（$NaAc \cdot 3H_2O$）2.72 g

蒸馏水　100 mL

取 A 液 30 mL+B 液 70 mL+ 蒸馏水 300 mL 即成 0.05 mol/L 醋酸缓冲液，置 4℃冰箱保存。

2. 3% β – 甘油磷酸钠液

β – 甘油磷酸钠 3 g 溶于 100 mL 蒸馏水中，置 4℃冰箱保存。

3. 临用时，称取硝酸铅 25 mg，加入 0.05 mol/L 醋酸缓冲液 22.5 mL，搅动使之全部溶解后，再缓慢地逐滴加入 3% β – 甘油磷酸钠液 2.5 mL，边加边快速搅动，防止产生絮状物。

二、甲醛 – 钙固定液

甲醛　10 mL

10% 氯化钙溶液（无水 $CaCl_2$ 10 g 溶于 100 mL 蒸馏水中）　10 mL

蒸馏水　80 mL

三、2% 硫化铵溶液

硫化铵　2 mL

蒸馏水　98 mL

（临用时配制）

四、甘油明胶封固剂

明胶 7 g 加蒸馏水 42 mL，水浴加热待明胶溶解后，再加入甘油 50 mL 搅匀，加少许麝香草酚（防腐）混匀。置 4℃冰箱贮存，用时水浴加热融化。

五、6% 淀粉肉汤

牛肉膏　0.3 g

蛋白胨　1.0 g

氯化钠　0.5 g

蒸馏水　100 mL

可溶性淀粉　6.0 g

煮沸灭菌，置 4℃冰箱保存，用时水浴融化。

【实验 9】

一、甲基绿 – 派洛宁染液

此染液的配制方法见实验 6。

二、0.01% 吖啶橙染液

吖啶橙粉 10 mg 加蒸馏水 10 mL，贮棕色瓶置冰箱保存。临用前取 1 mL 加 pH7.0 磷酸缓冲液 9 mL。或者购买商品化吖啶橙染色液。

三、磷酸缓冲液（PBS，不含钙、镁）

氯化钠　8.0 g

氯化钾　0.2 g

磷酸氢二钠　1.15 g

磷酸二氢钾　0.2 g

蒸馏水　1 000 mL

【实验 10】

一、PBS（pH 7.2）

PBS 的配制方法见实验 9。

二、M– 缓冲液（pH 7.2）

咪唑　50 mmol/L　3.404 g

氯化钾　50 mmol/L　3.7 g

氯化镁（$MgCl_2 \cdot 6H_2O$）0.5 mol/L　101.65 mg

EGTA［乙二醇双（α– 氨基乙基）醚四乙酸］1 mmol/L　380.35 mg

EDTA（乙二胺四乙酸）0.1 mmol/L　29.224 mg

巯基乙醇 1 mmol/L　0.07 mL

甘油 4 mol/L　292 mL

蒸馏水定容至　1 000 mL

用 1 mol/L HCl 调至 pH 7.2，室温保存。

或者购买商品化 M– 缓冲液。

三、1% Triton X–100 溶液

Triton X–100（聚乙二醇辛基苯基醚）1 mL

M– 缓冲液　99 mL

四、3% 戊二醛溶液

25% 戊二醛　3 mL

PBS 液（pH7.2）　97 mL

五、0.2% 考马斯亮蓝 R250 染液

考马斯亮蓝 R250（Coomassie brilliant blue R250）0.2 g

甲醇　46.5 mL

冰醋酸　7 mL

蒸馏水　46.5 mL

六、甘油–PB 液

甘油和 PB（不含 NaCl 的 PBS）1 ∶ 1 混合（pH 8.0）。

【实验 11】

一、PBS

PBS 的配制方法见实验 9。

二、甘油 –PB 液

甘油 –PB 液的配制方法见实验 10。

三、Hoechst33342 封片剂

将 Hoechst33342 溶于甘油 –PB 液中，工作液浓度为 0.1 mg/mL。或者购买商品化产品。

【实验 12】

中性红 – 詹纳斯绿 B 染液

该染液的配制方法见实验 6。

【实验 13】

Hoechst33342– 罗丹明 123 荧光染液

Hoechst 33342　0.25 μg

罗丹明 123（rhodamine 123）　1.0 μg

PBS 1 mL

【实验 14】

6% 淀粉肉汤（含 0.3% 台盼蓝）

6% 淀粉肉汤的配制方法见实验 8。

每 100 mL 淀粉肉汤中加 4% 台盼蓝液 5 mL。

【实验 15】

一、亚甲蓝染液

该染液的配制方法见实验 4。

二、中性红染液（1/10 000）

1. 贮备液

中性红 0.1 g

蒸馏水 100 mL

用黑纸包瓶置 4℃冰箱保存。

2. 工作液

贮备液　1 mL

蒸馏水　9 mL

【实验 16】

一、0.17 mol/L 氯化钠溶液

氯化钠　4.967 g

蒸馏水　500 mL

二、0.17 mol/L 氯化铵溶液

氯化铵　4.574 g

蒸馏水　500 mL

三、0.17 mol/L 硝酸钠溶液

硝酸钠　7.224 g

蒸馏水　500 mL

四、0.12 mol/L 硫酸钠溶液

硫酸钠（$Na_2SO_4 \cdot 10H_2O$）19.333 g

蒸馏水　500 mL

五、0.12 mol/L 草酸铵溶液

草酸铵［$(NH_4)_2C_2O_4 \cdot H_2O$］　8.527 g

蒸馏水　500 mL

六、0.17 mol/L 醋酸铵溶液

醋酸铵　6.552 g

蒸馏水　500 mL

七、0.32 mol/L 葡萄糖溶液

葡萄糖　28.83 g

蒸馏水　500 mL

八、0.32 mol/L 甘油溶液

甘油［$C_3H_5(OH)_3$，1.26 g/mL］11.7 mL

蒸馏水　500 mL

九、0.32 mol/L 乙醇溶液

无水乙醇　9.33 mL

蒸馏水　500 mL

十、0.32 mol/L 丙醇溶液

正丙醇（相对密度 0.803）　11.976 mL

蒸馏水　500 mL

【实验 17】

一、PBS

配制方法见实验 9。或者购买商品化 1 × PBS。

二、基础培养液

根据细胞类型选择商品化基础培养液（常用的有 RPMI 1640、DMEM 等），如 HeLa 细胞选择 RPMI 1640 培养液。

三、完全培养液（含 10% 血清，1% 双抗）

每 100 mL 完全培养液配制方法如下：

基础培养液　89 mL

胎牛血清（或新生小牛血清）　10 mL

双抗（商品化青霉素和链霉素，100 × ）　1 mL

其中购买的血清储存于 −20℃冰箱，使用前置于 4℃解冻，然后分装至 50 mL 离心管中，储存于 4℃冰箱中。

四、0.25% 胰蛋白酶溶液（pH 7.2 ~ 7.6）

购买商品化 0.25%EDTA- 胰蛋白酶溶液。

【实验 18】

一、PBS

PBS 的配制方法见实验 9。或购买商品化 1 × PBS。

二、RPMI 1640 培养液（pH 7.2）

如果购买的是固体培养基，依 RPMI 1640 粉剂培养基说明书称取规定的质量和去离子水按比例溶解，由于在配制时常有极微细的悬浮颗粒不能溶解，需通入适量 CO_2 气体助溶。按要求加入 $NaHCO_3$ 和补加谷氨酰胺，待完全溶解后，过滤除菌分装，置 4℃冰箱中保存。

或者购买商品化 RPMI 1640 培养液。

三、青、链霉素（双抗）

1. 青霉素 G　80 万 U

灭菌生理盐水　40 mL

溶解后，在无菌条件下分装冻存于冰箱冷冻室。使用时每 100 mL 培养液中加 0.5 mL。

2. 链霉素　1 g

灭菌生理盐水　50 mL

溶解后，在无菌条件下分装冻存于冰箱冷冻室。使用时每 100 mL 培养液中加 0.5 mL，最终浓度为每毫升含 100 U 青霉素和 100 μg 链霉素。

或者购买商品化青霉素和链霉素（100×）。

四、0.25% 胰蛋白酶溶液（pH 7.2～7.6）

购买商品化 0.25% EDTA– 胰蛋白酶溶液。

【实验 19】

0.4% 台盼蓝染液

台盼蓝（trypan blue）　0.4 g

生理盐水　100 mL

【实验 20】

冻存培养液

在 RPMI 1640 培养液（含 20%～30% 小牛血清）中加入 10% 二甲亚砜（dimethyl sulfoxide）或 5% 丙三醇溶液（高压灭菌，103.4 kPa，20 min）。

【实验 21】

一、10 mg/mL 顺铂溶液

称取顺铂 1 mg，用 1 mL 生理盐水完全溶解，4℃保存。

二、CCK–8 溶液

购买商品化 CCK–8 溶液使用。

本实验其他所需溶液配制方法见实验 18。

【实验 24】

一、改良苯酚品红染液

取 3 g 碱性品红，溶于 100 mL 70% 乙醇溶液中（可无限期保存）；取 10 mL 此溶液加入 90 mL 5% 苯酚水溶液（2 周内用有效）；取此溶液 55 mL，加入冰醋酸和 37% 甲醛溶液各 6 mL；取此混合液 2～10 mL 加入 90～98 mL 45% 醋酸溶液和 1.8 g 山梨醇。这样便配制成了染色液，此液放置越久染色效果越好。

二、林格液

20% 氯化钠　32.5 mL

10% 氯化钾　1.4 mL

10% 氯化钙　1.2 mL

5% 碳酸氢钠　4.0 mL

1% 磷酸二氢钠 1.0 mL

葡萄糖　2 g

蒸馏水加至　1 000 mL

三、秋水仙素（100 μg /mL）

秋水仙素（colchicine）10.0 mg

灭菌生理盐水　100 mL

过滤除菌，分装并冷藏于 4℃。

四、0.075mol/L 氯化钾低渗液

氯化钾 0.559 g

蒸馏水 100 mL

五、甲醇冰醋酸（3∶1）固定液

甲醇 3 份

冰醋酸 1 份

临用时配制。

六、吉姆萨染液

1. 吉姆萨贮备液（同实验 4） 1 mL
2. 0.07 mol/L 磷酸缓冲液（pH 6.8 或 7.4）10 mL

A 液：磷酸二氢钾 9.078 g，溶于 1 000 mL 蒸馏水中。

B 液：磷酸氢二钠（$Na_2HPO_4 \cdot 2H_2O$）11.867 g，溶于 1 000 mL 蒸馏水中。

配制各种 pH 的磷酸缓冲液时参照附录表 1。

附录表 1 各种 pH 的磷酸缓冲液的配制

pH	A 液	B 液	pH	A 液	B 液
6.5	68.7	31.3	7.1	33.0	67.0
6.6	62.8	37.2	7.2	27.4	72.6
6.7	57.0	43.0	7.3	22.3	77.7
6.8	50.8	49.2	7.4	18.2	81.8
6.9	44.8	55.2	7.5	14.8	85.2
7.0	38.8	61.2			

【实验 25】

本实验所需细胞培养用液的配制方法见实验 18。

谷氨酰胺（100×）可购买商品化试剂，按照 1∶99 的体积比加入培养液。

【实验 26】

一、碘化丙啶溶液（500 μg/mL）

500 μg 碘化丙啶 PI（Sigma）溶解在 1 mL 3.8×10^{-2} mol/L 的柠檬酸钠溶液中，pH 7.0，4℃避光长期保存。或者购买商品化溶液使用。

二、0.25% 胰蛋白酶溶液

购买商品化 0.25% EDTA- 胰蛋白酶溶液。

三、PBS

PBS 的配制方法见实验 9。

四、1% 牛血清白蛋白（BSA）

称取 1 g BSA（Sigma）粉末，加无菌去离子水 100 mL 溶解，分装，–20℃保存。

五、RNA 酶 A

10 μg RNA 酶 A 溶解于 1 mL PBS 中。沸水煮 5 min，分装，–20℃保存。

【实验 27】

一、4% 多聚甲醛溶液

称取 4 g 多聚甲醛，溶解于 100 mL PBS 溶液，加热搅拌助溶（温度不超过 60℃）。分装，–20℃避光可长期保存备用。

二、X–gal 染色工作液（pH 6.0）

1. 配制下列溶液

（1）配制 10% X–gal 溶液　用 10 mL 二甲基甲酰胺溶解 1 g X–gal。

（2）配制 40 mmol/L 柠檬酸 / 磷酸氢二钠缓冲液（pH 6.0）　将 36.85 mL 0.1 mol/L 柠檬酸溶液与 63.15 mL 0.2 mol/L 磷酸氢二钠溶液混合。

（3）配制 0.5 mol/L 亚铁氰化钾溶液。

（4）1.5 mol/L 氯化钠溶液：称取 87.66 g 氯化钠于 100 mL 烧杯，溶解后转移至 1 000 mL 容量瓶，准确定容，得到 1 000 mL 的 1.5 mol/L 氯化钠溶液。

（5）0.2 mol/L 氯化镁：称取 40.66 g 氯化镁（含 6 个结晶水），置 1 000 mL 容量瓶中，加水定容至 1 000 mL。

2. 取一定体积上述溶液配制 X–gal 工作液　每 10 mL 工作液加入：0.1 mL 10% X–gal，0.1 mL 0.5 mol/L 亚铁氰化钾，1 mL 40 mmol/L 柠檬酸 / 磷酸氢二钠缓冲液（pH 6.0），0.1 mL 1.5 mol/L 氯化钠，0.1 mL 0.2 mol/L 氯化镁，用水补够至 10 mL 体积。

【实验 28】

一、凋亡细胞的形态学观察

1. RPMI 1640 培养液　细胞培养所用培养基是 RPMI 1640 培养液，添加 10% 胎牛血清和 1% 双抗溶液。完全培养液的配制及相关用液参照实验 18。

2. 喜树碱溶液 1 000× 储备液　购买 100 mg 包装的（S）–10– 羟基喜树碱，用 DMSO 溶解成储备液 50 mg/mL。

3. 喜树碱溶液工作液　用稀释液（PEG400/PBS 1 : 1）将储备液稀释成 1 mg/mL，高速短暂离心。

4. 吉姆萨染液

参照实验 4。

二、末端标记法检测凋亡细胞

1. 蛋白酶 K　用 20 mmol/L Tris–HCl，pH 8.0（含 2 mmol/L $CaCl_2$）的缓冲液配制浓度为 10 μg/μL 的蛋白酶 K 溶液，或用去离子水配制成相同的浓度。

2. TdT 酶缓冲液

Trizma 碱　3.63 g

二甲砷酸钠　29.96 g

氯化钴　0.238 g

新鲜配制，溶于 990 mL 去离子水中，用 0.1 mol/L HCl 调节 pH 至 7.2，加去离子水定容到 1 000 mL。

3. TdT 酶反应液

TdT 酶 32 μL

TdT 酶缓冲液 76 μL

混匀，置于冰上备用。

4. 洗涤与终止反应缓冲液

氯化钠 17.4 g

柠檬酸钠 8.82 g

去离子水 1 000 mL

5. 0.05% 二氨基联苯胺（DAB）溶液

DAB 5 mg

PBS 10 mL，pH 7.4

新鲜配制，使用前过滤，避光保存。

6. 甲基绿

甲基绿 0.5 g，pH 4.0

乙酸钠（0.1 mol/L）100 mL

7. 10×TBE 溶液

Tris 12.11 g

EDTA–Na_2·$2H_2O$ 3.72 g

用 HCl 调 pH 至 8.0，定容至 1 000 mL，灭菌保存。

三、流式细胞术检测细胞凋亡

1. 1% 溴酚蓝溶液

溴酚蓝（水溶性钠型） 1 g

去离子水 100 mL

搅拌或涡旋混合直到完全溶解。

2. DNA 抽提缓冲液

0.2 mol/L Na_2HPO_4 192 mL

0.1 mol/L 枸橼酸 8 mL

混合，调整 pH 到 7.8。

3. PI 溶液

同实验 26。

【实验 29】

秋水仙素（100 μg/mL）、0.075 mol/L 氯化钾低渗液、甲醇冰醋酸（3∶1）固定液、磷酸缓冲液、吉姆萨染液的配制方法见实验 24。

【实验 30】

一、秋水仙素（10 μg/mL）

秋水仙素（colchicine） 1 g

生理盐水　100 mL

二、0.075 mol/L 氯化钾低渗液、甲醇冰醋酸（3∶1）固定液、磷酸缓冲液、吉姆萨染液

这些试剂的配制方法见实验 24。

三、EDTA- 胰酶消化液

1. 贮存液

氯化钠　8 g

氯化钾　0.4 g

葡萄糖　1 g

$NaHCO_3$　0.58 g

胰酶　0.5 g

EDTA　0.2 g

依次溶于 90 mL 去离子水中，并加入 1% 酚红 0.2 mL 作指标（也可以不加酚红），再加入去离子水定量至 100 mL，过滤灭菌，分装置 -20℃冰箱保存。

2. 工作液

取贮存液 1 mL 加无菌三蒸水或培养液 9 mL 即可，EDTA 最终浓度为 0.02%，胰酶最终浓度为 0.05%，处理时间约 30 s（镜下观察细胞变圆即可终止作用）。

四、肝素

静脉注射用肝素安瓿一支（含 12 500 U），无菌条件下，用灭菌生理盐水稀释 25 倍即 500 U/mL，分装备用。每管分装 0.2 mL（即 100 U），可抗凝 5 mL 外周血。

五、磷酸缓冲液（0.07 mol/L，pH 6.8，7.4）

该溶液的配制方法见实验 24。

六、人外周血淋巴细胞培养液

RPMI 1640 培养液　80%

小牛血清　20%

PHA　适量（根据厂家说明书的使用量）

肝素　100 U

双抗　100 U/mL

细胞生长因子　适量

将配好的培养液的酸碱度调至 pH 7.2 ~ 7.4，无菌条件下分装，每瓶 5 mL，冰柜保存。

【实验 31】

一、胰蛋白酶溶液

胰蛋白酶　1 g

无菌生理盐水　40 mL

冰箱冷冻室保存。使用时取原液 2.5 mL 加生理盐水至 50 mL，配成 0.125% 的工作液，并用 5%$NaHCO_3$ 溶液调 pH 至 7.0 左右。

二、EDTA- 胰蛋白酶液

0.02% 的 EDTA 溶液　25 mL

生理盐水　25 mL

混匀后，将 2.5% 的胰蛋白酶溶液 1 mL 加入到上液中混匀，并用 5%$NaHCO_3$ 溶液调 pH 至 7.0 左右。

三、其他试剂

其他试剂的配制方法见实验 30 及实验 24。

【实验 32】

一、明胶显影液

明胶粉　0.2 g

去离子水　10 mL

甲酸　0.1 mL

在加甲酸时要不停地摇动，使之完全溶解，贮存于棕色瓶内，置 4℃冰箱保存，使用前用滤纸过滤。

二、50% 硝酸银溶液

硝酸银　4.0 g

去离子水　8 mL

使之充分溶解，贮于棕色瓶内，置 4℃冰箱保存。

【实验 33】

一、吉姆萨染液

配制方法见实验 24。

二、甲醇冰醋酸固定液

配制方法见实验 24。

三、环磷酰胺

称取 30 mg 环磷酰胺，加入 1 mL 去离子水溶解，必要时可超声助溶，配制成浓度为 30 mg/mL 的水溶液，用 0.22 μm 的滤膜过滤除菌后使用。现用现配，避光保存，在短期内尽快用完。按照 60 ~ 90 mg/kg 的量给药，相当于每只小鼠（体重 25 g 左右）注射 2 mg 左右，即取 70 μL 环磷酰胺溶液进行腹腔注射。

四、二甲基苯蒽

二甲基苯蒽（DMBA）50 mg 溶解在 100 mL 橄榄油中，浓度为 0.5 mg/mL，造模时使用 C57BL/6（体重约 25 g）小鼠，按照每只 0.5 mL 的剂量灌胃。

五、丝裂霉素

称取丝裂霉素 5 mg，溶于 1 mL DMSO 中，必要时可超声助溶，配制成浓度为 5 mg/mL 的溶液。按照 1 ~ 2 mg/kg 的计量进行腹腔注射，即取 5 μL 用 DMSO 稀释到 50 μL，然后腹腔注射。

六、DAPI

购买商品化 DAPI 溶液使用。

【实验 34】

一、Hanks 液

1. Hanks 原液

氯化钠　80.0 g

磷酸氢二钠　0.6 g

氯化钾　4.0 g

磷酸二氢钾　0.6 g

硫酸镁（$MgSO_4 \cdot 7H_2O$）　2.0 g

葡萄糖　10.0 g

无水氯化钙　1.4 g

三蒸水　1 000 mL

配制时，按上述顺序待前一药品完全溶解后再加入后一药品，加氯化钙时应边加边搅拌，防止产生沉淀，置 4℃冰箱贮存。

2. Hanks 工作液

Hanks 原液　100 mL

三蒸水　896 mL

0.5% 酚红　4 mL

用 $NaHCO_3$ 调至所需 pH，置 4℃冰箱保存。

二、RPMI 1640 培养液（不含小牛血清和含小牛血清）

此液的配制方法见实验 18。

三、0.25% 胰蛋白酶溶液

此液的配制方法见实验 18。

四、0.2% 亚甲蓝染液

此液的配制方法见实验 4。

【实验 35】

本实验所用试剂及配制方法见实验 24 和 34。

【实验 36】

一、DMEM 培养液

DMEM 粉剂用去离子水分别配制，–20℃储存。

二、聚凝胺（4 mg/mL）

用无菌去离子水溶解聚凝胺，过滤除菌，分装成每支 1 mL。保存在 –20℃（可保存 1 年以上），避免反复冻融 3 次以上，否则活性受影响。4℃可保存 2 周。

三、嘌呤霉素（puromycin）（4 mg/mL）

嘌呤霉素用无菌去离子水溶解，过滤除菌，分装，保存在 –20℃。

四、β – 半乳糖苷酶反应液

PBS 中含：5 mmol/L 亚铁氰化钾、5 mmol/L 铁氰化钾、2 mmol/L $MgCl_2$、0.01% 去氧熊

胆酸钠、0.02% NP-40。

【实验 37】

一、孕马血清促性腺激素（PMSG 50 U/mL）、人绒毛膜促性腺激素（HCG 50 U/mL）、戊巴比妥钠（10 mg/mL）

这些试剂分别用生理盐水配制，过滤，分装备用，−20℃储存。

二、M2 培养液

粉剂用去离子水配制，过滤，分装备用，−20℃储存。

【实验 38】

一、DMEM/F12 培养液（Sigma）

DMEM、F12 粉剂用超纯水分别配制后 1∶1 混合，−20℃储存。

二、M2 及 M16 培养基（Sigma）

M2、M16 培养基分别用去离子水配制，过滤除菌，−20℃储存。

（王敏君）

附录四　实验用细胞悬液的配制

一、大鼠肝细胞悬液

实验前，用断颈放血法处死大鼠，剖开腹腔，取出肝。用 80 目和 180 目双层钢筛网分离肝细胞，放入适量的 0.85% NaCl 溶液制成悬液。

二、大鼠（或小鼠）精子悬浮液

实验前，处死成熟的雄性大鼠或小鼠（可与制备肝细胞悬液合用一只大鼠），剖开腹腔，取出一对睾丸，再分离附在睾丸下部的附睾尾，置于盛有 5 ~ 8 mL 0.85% NaCl 溶液的小烧杯中，用剪刀将附睾尾剪成小块，再用吸管吹打，经 180 目筛网除去组织碎片，或静置 2 ~ 3 min，使组织碎片下沉，吸出上部精子悬液。

三、蟾蜍表皮细胞悬液

将脱离水环境一段时间的活蟾蜍放入水中，其体表会脱下一层薄膜（即表皮细胞单层），捞取薄膜放入 75% 乙醇溶液中固定贮存。临用前用剪刀把薄膜反复剪成极细小的细胞块，加适量蒸馏水悬浮。

四、1% 鸡红细胞悬液

取鸡血 1 mL 放入盛有 4 mL Alsever 液（阿氏血液保存液）的瓶中，混匀，存放于 4℃冰箱内备用（1 周内使用）。实验前，取贮备鸡血液 1 mL 加入 0.85% NaCl 溶液，以 1 200 r/min 离心 10 min，弃上清液后吸取 0.1 mL 红细胞沉淀加 10 mL NaCl 溶液混悬。

Alsever 液配制：葡萄糖 2.05 g、柠檬酸钠（$Na_3C_6H_5O_7 \cdot 5H_2O$）0.8 g、柠檬酸（$C_6H_5O_7 \cdot H_2O$）0.55 g、氯化钠 0.42 g，加蒸馏水至 100 mL。

五、10% 羊（或兔、大鼠）血稀释液

肝素抗凝采血，取血 10 mL 加入生理盐水 90 mL 中。

（王敏君）

附录五　正常人染色体 G 显带标本特征分析

一、A 组染色体

A 组染色体包括 1～3 号染色体，长度最长。1 号和 3 号染色体为中着丝粒染色体，2 号染色体为亚中着丝粒染色体。

1 号染色体

短臂：在 320 条带左右的分裂象上，近侧段有 2 条深带，第 2 条深带稍宽；在处理好的标本上，远侧段可显出 34 条浅染的深带。此臂分为 3 个区，近侧的第 1 深带为 2 区 1 带，第 2 深带为 3 区 1 带。

长臂：副缢痕紧贴着丝粒，染色深浅不一，其远侧为一宽的浅带，近中段与远侧段各有两条深带，中段两条深带稍靠近，其中第 2 条染色较浓。此臂分为 4 个区，副缢痕远侧的浅带为 2 区 1 带，中段第 2 深带为 3 区 1 带，远侧段第 1 深带为 4 区 1 带。

2 号染色体

短臂：可见 4 条深带，中段的 2 条深带较靠近。此臂分为 2 个区，中段 2 条深带之间的浅带为 2 区 1 带。

长臂：有 7 条深带，第 3 和第 4 深带有时融合。此臂分为 3 个区，第 2 和第 3 深带之间的浅带为 2 区 1 带，第 4 和第 5 深带之间的浅带为 3 区 1 带。

3 号染色体

着丝粒区浓染。

短臂：在近侧段可见一条较宽的深带，远侧段可见 2 条深带，其中远侧的一条较窄，且着色较浅，这是区别 3 号染色体短臂的重要特征。近侧段的深带可分为 2 条深带。此臂分为 2 个区，中段浅带为 2 区 1 带。

长臂：一般在近侧和远侧段各有一条较宽的深带。在显带好的标本上，近侧段的深带可分为 2 条深带，远侧段的深带可分为 3 条深带。此臂分为 2 个区，中段浅带为 2 区 1 带。

二、B 组染色体

B 组染色体包括 4 号和 5 号染色体，长度次于 A 组；为亚中着丝粒染色体，短臂较短。

4 号染色体

短臂：可见 2 条深带，近侧深带染色较浅，短臂只有一个区。

长臂：可见均匀分布的 4 条深带，在显带较好的标本上，远侧段的 2 条深带可各自再分为 2 条较宽的深带。此臂分为 3 个区，近侧段第 1 和第 2 深带之间的浅带为 2 区 1 带，远侧段的 2 条深带之间的浅带为 3 区 1 带。

5 号染色体

短臂：可见 2 条深带，其中远侧的深带宽而且色浓，短臂只有一个区。

长臂：近侧段有 2 条深带，染色较浅，有时不明显；中段可见 3 条深带，染色较深，有时融合成一条宽的深带；远侧段可见 2 条深带，近末端的一条着色较浓。此臂可分为 3 个区，中段第 2 深带为 2 区 1 带，中段深带与远侧段深带之间宽阔的浅带为 3 区 1 带。

三、C 组染色体

C 组染色体包括 6 ~ 12 号和 X 染色体，中等长度，亚中着丝粒染色体。

6 号染色体

短臂：中段有一条明显而宽阔的浅带，其中近侧段和远侧段各有一条深带，近侧深带紧贴着丝粒；在显带较好的标本上，远侧段的深带又可分为 2 条深带。此臂分为 2 个区，中段明显而宽阔的浅带为 2 区 1 带。

长臂：可见 5 条深带，其中近侧的一条紧贴着丝粒，远侧段末端的一条深带着色较浅。此臂分为 2 个区，第 2 和第 3 深带之间的浅带为 2 区 1 带。

7 号染色体

着丝粒浓染。

短臂：有 3 条深带，中段深带着色较淡，有时不明显；远侧深带着色浓宽，状如“瓶盖”。此臂分为 2 个区，远侧段的浅带为 2 区 1 带。

长臂：有 3 条明显的深带，远侧近末端的一条深带着色较淡，第 2 和第 3 深带稍接近。此臂分为 3 个区，近侧第 1 深带为 2 区 2 带，中段的第 2 深带为 3 区 1 带。

8 号染色体

短臂：有 2 条深带，中段有一条较明显的浅带，这是与 10 号染色体相区分的主要特征。此臂分为 2 个区，中段的浅带为 2 区 1 带。

长臂：可见 3 条分界不明显的深带，远侧段的深带着色较浓。此臂分为 2 个区，中段的深带为 2 区 1 带。

9 号染色体

着丝粒浓染。

短臂：近侧段和中段各有一条带，在显带较好的标本上，中段可见 2 条窄的深带，此臂分为 2 个区，中段的深带为 2 区 1 带。

长臂：可见明显的 2 条深带，副缢痕一般不着色，在有些标本上显现出特有狭长的颈部区。此臂分为 3 个区，近侧的一条深带为 2 区 1 带，远侧的一条深带为 3 区 2 带。

10 号染色体

着丝粒浓染。

短臂：近出段和中段各有一条深带，在有些标本的中段可见 2 条深带，但与 8 号染色体短臂比较，其深带的分界不够清晰。此臂只有一个区。

长臂：可见明显的 3 条带，近侧的深带较明显，远侧的 2 条深带较靠近，这是与 8 号染色体相鉴别的主要特征。此臂分为 2 个区，近侧段的一条深带为 2 区 1 带。

11 号染色体

短臂：近中段可见 2 条靠得很近的较窄的深带。在显带较差的标本上，只能看见一条宽带。此臂只有 1 个区。

长臂：近侧有一条深带，紧贴着丝粒；远侧段可见一条明显的较宽的深带，这条深带与近侧的深带之间是一条宽阔的浅带，这是与 12 号染色体相鉴别的一个明显特征；在显带较好的标本上，远侧段的深带可分为2条较窄的深带，2深带之间有一条很窄的浅带，一般极难辨认，但它是一个分区的界标，在有些标本上近末端处还可见一条窄的淡色的深带。此臂分为2个区，上述远侧2条深带之间的浅带为2区1带。

12号染色体

短臂：中段可见一条深带。此臂只有1个区。

长臂：近侧有一条深带，紧贴着丝粒；中段有一条宽的深带，这条深带与近侧深带之间有一条明显的浅带，但与11号染色体相比较这条浅带较窄，这是鉴别11号与12号染色体的一个主要特征；在显带好的标本上，中段较宽的深带可分为3条深带，其正中的一条着色较浓；在有些标本上，远侧段的近端还可见1~2条染色较淡的深带。此臂分为2个区，中段正中的深带为2区1带。

X染色体

其长度介于7号和8号染色体之间。

短臂：中段有一条明显的深带，如竹节状。在有些标本上，远侧段还可见一条窄的、着色淡的深带。此臂分为2个区，中段的深带为2区1带。

长臂：可见4~5条深带，近中部的一条深带最明显。此臂分为2个区，近中段的深带为2区1带。

四、D组染色体

D组染色体包括13~15号染色体，具有近端着丝粒和随体。

13号染色体

着丝粒浓染。

长臂：可见4条深带，第1和第4带较窄，染色较淡；第2和第3深带较宽，染色较浓。此臂分为3个区，第2深带为2区1带，第3深带为3区1带。

14号染色体

着丝粒浓染。

长臂：近侧和远侧各有一条明显的深带，在处理好的标本上，中段尚可见一条较浅的深带。此臂分为3个区，近侧深带为2区1带，远侧深带为3区1带。

15号染色体

着丝粒浓染。

长臂：中段有一条明显的深带，染色较浓，有的标本上，近侧段可见1~2条淡染的深带。此臂分为2个区，中段深带为2区1带。

五、E组染色体

E组染色体包括16~18号染色体，16号染色体着丝粒在3/8处，17号和18号染色体着丝粒约在1/4处。

16号染色体

短臂：中段有一条深带，较好的标本上可见2条深带。此臂只有1个区。

长臂：中段和远侧各有一条深带，有时远侧段的一条不明显，副缢痕着色浓。此臂分为2个区，中段深带为2区1带。

17号染色体

短臂：有一条深带，紧贴着丝粒。此臂只有1个区。

长臂：远侧段可见一条深带，这条带与着丝粒之间为一明显且宽的浅带。此臂分为 2 个区，明显且宽的浅带为 2 区 1 带。

18 号染色体

短臂：有一条窄的深带。此臂只有 1 个区。

长臂：近侧和远侧各有一条明显的深带。此臂分为 2 个区，两深带之间的浅带为 2 区 1 带。

六、F 组染色体

F 组染色体包括 19 号和 20 号染色体，中央着丝粒。

19 号染色体

着丝粒及周围为深带，其余为浅带。短臂和长臂均只有 1 个区。

20 号染色体

着丝粒区浓染。

短臂：有一条明显的深带。此臂只有 1 个区。

长臂：在中段和远侧段可见 1～2 条染色较浅的深带，有时全为浅带。此臂只有 1 个区。

七、G 组染色体

G 组染色体包括 21 号、22 号和 Y 染色体，是染色体组中最小的有近端着丝粒的染色体。21 号和 22 号染色体有随体。

21 号染色体

着丝粒区着色浅。

与 22 号染色体相比较，其长度比 22 号短。其长臂近侧有一明显且宽的深带。此臂分为 2 个区，其深带为 2 区 1 带。

22 号染色体

着丝粒区染色浓。

与 21 号染色体相比较，其长度比 21 号长；在长臂上可见 2 条深带，近侧的一条着色较浓而且紧贴着丝粒，近中段的一条着色浅，在有的标本上不显现。此臂只有 1 个区。

Y 染色体

长度变化较大，有时整个长臂被染色成深带。在染色较好的标本上，可见 2 条深带。此臂只有 1 个区。

正常男性 G 显带染色体模式图见附录图 1。

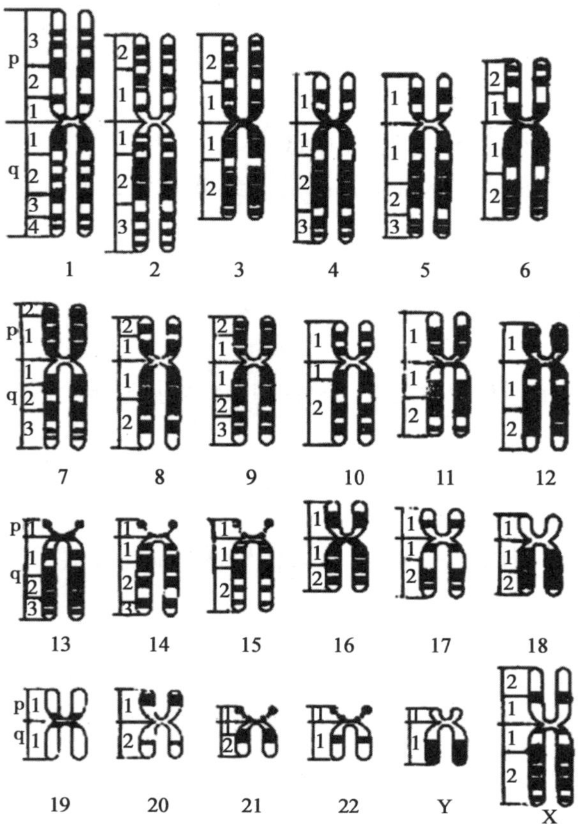

附录图 1　正常男性 G 显带染色体模式图

（李霄霞）

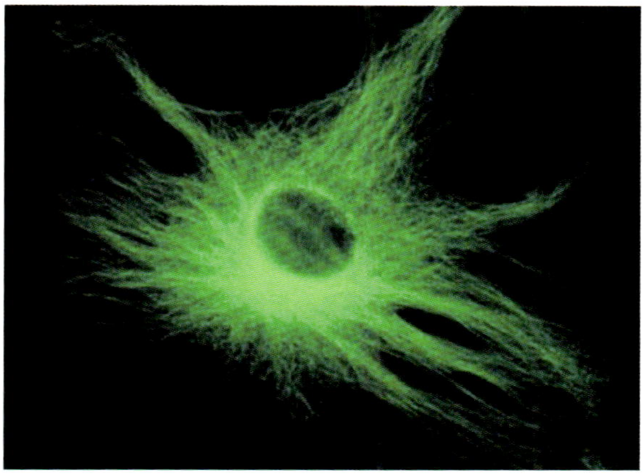

图 1–3–5　荧光显微镜下的细胞骨架（微丝）

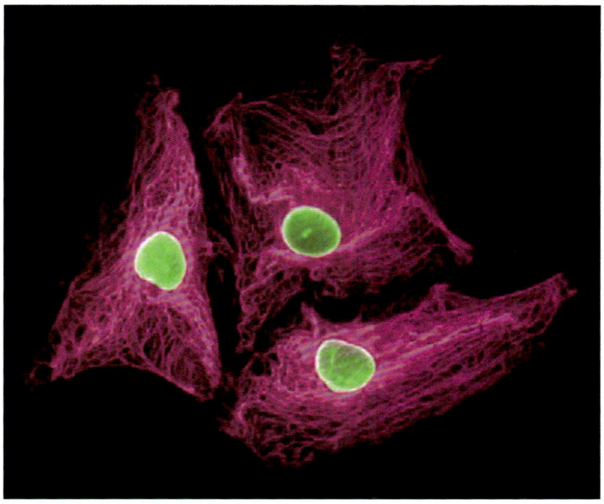

图 1–3–9　激光扫描共聚焦显微镜下的细胞骨架（红色）和细胞核（绿色）

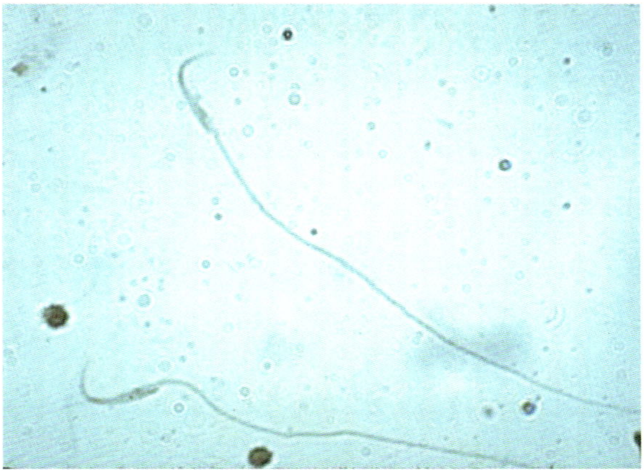

图 2–4–5　大鼠精子（400×）

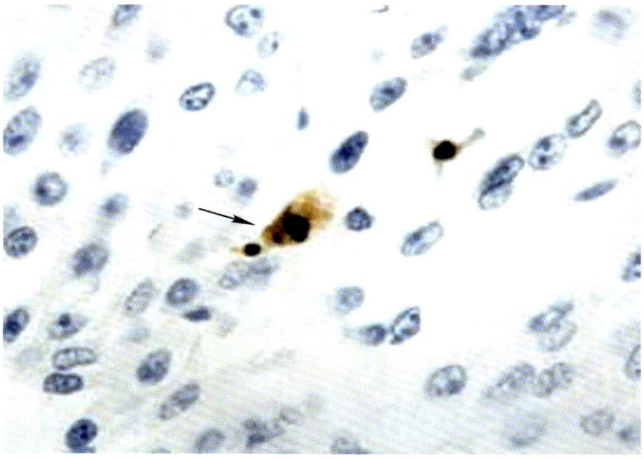

图 6-28-2　凋亡细胞与凋亡小体

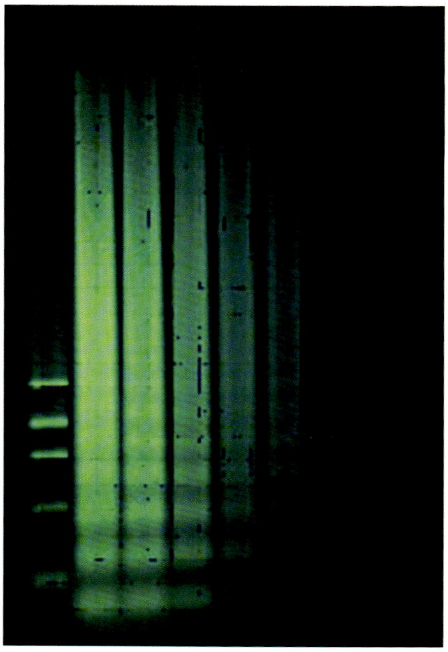

图 6-28-5　琼脂糖电泳呈现凋亡细胞的 DNA

DNA 呈连续分布的条带